ANGELICA AGOSTA

DIMAGRIRE
MANGIANDO
ANCHE CARBOIDRATI

QUANDO LA DIETA NON È UN SACRIFICIO
MA UN'OPPORTUNITÀ PER STARE BENE

Alle mie sorelle,
Alessia Arianna Azzurra,
il mio centro.

DIMAGRIRE MANGIANDO
ANCHE CARBOIDRATI

ISBN-13: 978-1515044840

Copertina di Vittorio Mogetta

SOMMARIO

PRESENTAZIONE

di Kasia Smutniak

A bitudini scorrette, ritmi di vita frenetici, viaggi, impegni vari ci portano ad alimentarci in modo sbagliato. Ci sono giorni in cui abbiamo a mala pena il tempo per un panino e un caffè, lasciando il nostro corpo senza energie.

Il mio lavoro mi porta spesso, spessissimo, a mangiare fuori casa, fuori orario e in maniera disordinata e nel lungo periodo sento che non mi fa bene.

Grazie ai consigli alimentari di Angelica Agosta, ho scoperto di poter conciliare i miei ritmi con una sana alimentazione, che mi dà più energia, resistenza fisica e mentale, concentrazione e un ottimo umore. Ho capito che, seguendo alcune regole elementari, si può mangiare tutto e con soddisfazione, ma con le dovute modalità.

Non voglio anticiparvi troppo perché questo libro di Angelica, a mio avviso illuminante, vi darà modo di comprendere quanto sia importante la corretta alimentazione e come sia possibile mangiare e restare in forma senza grandi rinunce.

Kasia Smutniak

La corretta alimentazione ci fa stare bene
ed è l'interruttore che accende il buon umore

PREFAZIONE

In queste pagine troverete un manuale che pone l'accento sull'importanza del consumo dei carboidrati nell'alimentazione quotidiana e nelle diete dimagranti, con l'intenzione di ampliare la prospettiva di una visione a volte troppo ristretta sull'argomento. E allo stesso tempo, un testo che racconta come dimagrire e restare in forma senza drastiche rinunce, semplicemente grazie all'attivazione del metabolismo, descrivendo le caratteristiche dei nutrienti fondamentali, spiegando l'intervento di questi sull'organismo, insegnando a scegliere gli alimenti in base al valore nutrizionale a dispetto delle loro calorie, consigliando le corrette associazioni alimentari, suggerendo ricette sane, gustose, facili e veloci.

È l'alimentazione vista da una diversa angolazione, merito degli straordinari risultati conseguiti dalla Bioterapia Nutrizionale® in oltre quarant'anni di studio, ricerca e sperimentazione, secondo cui l'azione e gli effetti di ciascun alimento sul nostro corpo dipendono dalle sostanze detenute, dalla loro interazione e modalità di preparazione.

INTRODUZIONE

A limentazione e dieta sono l'anima di tante conversazioni, non solo tra donne; ci si confronta puntualmente sulle mode alimentari che si rinnovano di continuo. Inseguiamo incessantemente nuove informazioni, cercando di intercettare quella finalmente in grado di compiere il miracolo.

Siamo pronti a qualunque sacrificio pur di raggiungere il peso-forma agognato, ma concepire l'alimentazione in funzione della condizione di salute è una scelta di pochi.

Ci priviamo del gusto e del piacere di mangiare, convinti che per dimagrire si debba rinunciare del tutto ai cibi reputati calorici, ignorando invece come alcuni di questi siano indispensabili al nostro corpo e al suo benessere.

Ho smesso di pensare alle diete dimagranti come a un sacrificio e a una privazione quando ho constatato in prima persona che, per dimagrire e mantenere la linea, non era affatto obbligatorio abolire carboidrati e grassi.

Decisivo è stato l'incontro con Domenica Arcari Morini, iniziatrice e fondatrice della Bioterapia Nutrizionale®; era l'autunno del 1997.

I suoi insegnamenti mi hanno permesso di comprendere il significato del valore degli alimenti e dello stretto rapporto che c'è tra questi e la salute del nostro corpo.

Fin da adolescente ho seguito svariate diete, con l'incoscienza e la superficialità di chi si attiene a nozioni vaghe senza preoccuparsi dei risvolti negativi; ne ho provate di ogni genere, tutte più o meno rigorose, nessuna soddisfacente e risolutiva. Numerose le fonti consultate; mi barcamenavo tra un volume scientifico e una rivista specializzata, tra un programma televisivo e il passaparola tra i banchi di scuola. Le diete, spesso molto diverse fra loro, erano tutte contraddistinte dall'assenza di carboidrati: insomma, spaghetti mai!

Avevo sedici anni quando, con l'intenzione di contenere i segni di un fisico che accentuava le proprie forme, ho intrapreso la mia prima cura dimagrante: un regime alimentare ipocalorico, come la maggior parte di quelli correnti, privo di carboidrati e con grassi limitati. Il peso è sceso, accompagnato però da un umore incostante, un nervosismo crescente, il sonno disturbato, una stanchezza generalizzata e ahimè, una fame insaziabile.

L'esito è stata la manifestazione di una voracità mai avuta prima e il recupero, in breve tempo, di più chili di quelli persi.

Il mio rapporto con il cibo era diventato morboso: non mangiavo o mangiavo troppo, fasi anoressiche intervallate da fasi bulimiche.

Il mio fisico era piegato dalla compulsione alimentare. Lo sguardo spento, i capelli sfibrati, le unghie sfaldate, la pelle opaca e un filo d'energia vitale a cui restare aggrappata. Il malessere era evidente ma, nonostante la magrezza, l'immagine che si rifletteva nello specchio non era ancora quella che desideravo.

Negli anni seguenti, a fasi intermittenti, lo stesso iter: dieta al limite della fame, concomitanti fastidi collaterali e, alla fine, i chili tutti ripresi.

Ancora giovanissima ho dovuto fare i conti con i gravi errori nutrizionali, che hanno provocato disturbi a cascata, tra cui insonnia e amenorrea: colpiti sistema nervoso ed equilibrio ormonale.

La radicale eliminazione di carboidrati e la drastica riduzione di grassi dalla dieta mi hanno procurato seri squilibri organici.

In seguito ho capito il perché: i carboidrati contengono triptofano, che è un aminoacido precursore sia della serotonina, ormone che migliora il tono dell'umore, sia della melatonina, ormone che concilia il sonno; i grassi sono indispensabili al tessuto nervoso e necessari ai meccanismi ormonali perché gli ormoni, prodotti da ghiandole, derivano da grassi e proteine.

Non era ancora tutto: la mancanza di quei nutrienti era la cagione delle improvvise crisi fameliche, veri e propri attacchi bulimici.

L'assenza dei carboidrati e la restrizione dei grassi avevano disturbato l'equilibrio glicemico, implicato nel controllo della fame, perché quando l'apporto di zuccheri è insufficiente, l'organismo, che ne ha fortemente bisogno, invia stimoli nervosi, promuovendo l'incessante ricerca di cibo.

Ho conosciuto Domenica Arcari Morini un pomeriggio di settembre, avevo ventiquattro anni; un incontro che ha capovolto le mie convinzioni.

Ero nella sala d'attesa, l'ennesima, ma senza alcuna aspettativa; un consulto come un altro e me ne sarei tornata a casa con il consueto foglio A-4 prestampato, una modesta lista di cibi da tenere a mente e un elenco interminabile di quelli da scartare.

È stato un incontro diverso da tutti gli altri. Da quel giorno ho iniziato a pensare alla sana e corretta alimentazione in maniera diversa, a un modo di nutrirsi vario e bilanciato e mi sono convinta che carboidrati e grassi servono all'organismo, al suo funzionamento e che possono favorire il dimagrimento.

Dopo anni mi sono seduta a tavola con la serenità di poter assaporare cibi di cui avevo quasi dimenticato il gusto; mi sembrava un lusso accompagnare un contorno con del pane o saziarmi con un piatto di pastasciutta o terminare il pasto con la frutta. L'accessibilità a certi alimenti, a lungo negati, placava sempre di più il pensiero ossessivo che in passato aveva turbato il mio equilibrio alimentare.

Mangiavo un po' di tutto, mi sentivo sempre meglio e il mio corpo iniziava ad occupare il suo posto nel mondo. Il peso aumentava ma non ingrassavo, perché quei chili presi non erano di grasso ma di sostanze di cui l'organismo era carente e che tratteneva per recuperare i nutrienti di cui aveva bisogno.

Ne avevano bisogno il cervello, il fegato, i muscoli, i polmoni, la pelle, i capelli, le unghie, i denti, le ossa, il cuore. Io ne avevo bisogno.

Il cibo è come l'ossigeno, indispensabile per la nostra esistenza.

Quello che ingeriamo può tradursi immediatamente in benessere, ma anche nell'esatto opposto.

A volte si mangia solo per riempirsi a discapito della salute; ma un organismo nutrito male s'indebolisce fino ad ammalarsi.

Il cibo ha il potere di migliorare la resistenza, la concentrazione, il sonno, l'umore, e la scelta degli alimenti e l'associazione tra questi fa la differenza: si può ingrassare o dimagrire, restare vigili o sonnolenti, concentrati o distratti, energici o astenici, vitali o depressi.

Mangiare bene non significa mangiare meno, ma piuttosto

saper scegliere gli alimenti perché alcuni hanno sostanze vantaggiose per un certo tipo di organismo, inutili a un altro e dannose per un altro ancora.

È dunque possibile nutrirsi meglio senza rinunce: dimagrire e mantenersi in forma senza il timore ricorrente di mangiare e rimetterci in peso e salute.

In buona sintesi, come dice il titolo di questo libro, è possibile dimagrire mangiando anche pane e pasta.

Ineludibile è la prima colazione, che fin da quando ero bambina saltavo, per abitudine, per mancanza di tempo, per non ingrassare: altrettanto necessari sono il pranzo e la cena.

Sono indispensabili tre pasti principali per corrispondere alle esigenze dell'organismo nelle ventiquattro ore della giornata. Studiare, lavorare, muoversi, sono attività mentali e fisiche: per svolgerle il corpo richiede energia, e i carboidrati ne sono una copiosa sorgente. Non sono meno rilevanti i grassi che ne costituiscono la riserva, le proteine che lo costruiscono e lo sostengono, i sali minerali che lo rinforzano, le vitamine che lo proteggono e l'acqua, essenziale alle dinamiche vitali.

Da quando ho preso l'abitudine di fare la prima colazione, le mie giornate hanno avuto tutt'altro slancio e oggi non potrei più farne a meno.

Ogni pasto, se ben bilanciato, fornisce le sostanze per le funzioni organiche e consente di arrivare al pasto successivo senza i morsi della fame.

In questo mio nuovo ordinamento nutrizionale era trascurabile il conteggio calorico degli alimenti, che erano scelti e associati in base alla loro azione sull'organismo.

I carboidrati, per esempio, per il contenuto di zuccheri, sono i primi ad essere banditi nelle comuni diete dimagranti perché ritenuti troppo calorici, non tenendo conto che proprio quegli zuccheri sono il combustibile per bruciare i grassi e farci dimagrire.

Il medesimo discorso è valido per i grassi, che sono un veicolo prezioso per quelle sostanze liposolubili (come le vitamine A, D, E, K), che senza di essi non possono sciogliersi ed essere assorbite e utilizzate.

Volendo tirare un po' le somme: i cibi devono essere valutati e scelti per le loro caratteristiche nutrizionali e il loro effetto, e non esclusivamente per le loro calorie; il dimagrimento e il mantenimento del peso-forma sono il risultato dell'attivazione metabolica attraverso la scelta, l'associazione e la modalità di preparazione degli alimenti.

Questi sono i criteri generali per una sana e corretta alimentazione, basati sui principi della Bioterapia Nutrizionale®.

Le verdure bollite possono lasciare il posto a quelle ripassate in padella e il sugo di pomodoro può essere soffritto con l'olio extravergine d'oliva, da adoperare anche per condire le insalate e i vegetali crudi; il sale per insaporire le pietanze, ovviamente con discernimento.

Ricette variate ci permettono di alternare i nostri menù, in modo da fornirci sostanze sempre diverse, per non creare accumuli. Preparazioni semplici, veloci e sane a cui ho dedicato un capitolo.

Calorie, metabolismo, funzioni organiche, dimagrimento sono legati a doppio filo.

Cos'è il metabolismo, come funziona e qual è la sua stretta relazione con il dimagrimento? Ne scopriremo gli aspetti salienti e approfondiremo la rilevanza sia dell'equilibrio glicemico per controllare la fame e non ingrassare, sia della regolare funzionalità intestinale, affinché l'organismo si liberi sistematicamente delle sostanze di scarto e non si auto-intossichi.

METABOLISMO,
FUNZIONI ORGANICHE
E DIMAGRIMENTO

I l dimagrimento non è solo la perdita di peso: è la meta che si raggiunge quando l'organismo, attraverso l'attivazione di elaborati passaggi metabolici, elimina la massa grassa riducendo il volume corporeo.

Il dimagrimento duraturo, che garantisce un peso stabile nel tempo, è frutto dello stimolo metabolico e non dell'esasperata restrizione del cibo.

Un'alimentazione dietetica, impostata sull'attivazione del metabolismo, favorisce una concatenazione di processi che trasformano e consumano, bruciandole, le sostanze in esubero, senza creare accumuli che diventano grasso.

Al contrario, i regimi ipocalorici, in cui i nutrienti sono estremamente ridotti, deprimono il metabolismo con ripercussione sulla contrazione dei consumi da parte dell'organismo; il peso perso non è dovuto alla dissipazione del grasso accumulato, ma alla destrutturazione della massa magra (cioè dei muscoli) e all'eliminazione dell'acqua in essa trattenuta.

Sarebbe un'imprudenza forzare il metabolismo senza tenere conto della buona funzionalità degli organi emuntori, fegato e reni, deputati allo scarto di sostanze nocive, prodotte proprio dal lavoro metabolico. Vanno parimenti tenuti sotto controllo l'equilibrio glicemico e la corretta funzionalità intestinale, la cui regolarità è strettamente collegata ai processi metabolici.

Metabolismo: cos'è e come funziona

Il nostro corpo estrae energia dagli alimenti mediante una complessa operazione detta metabolismo che, a grandi linee, si sviluppa in due tempi: catabolismo, in cui i nutrienti sono scomposti per ricavarne energia e anabolismo in cui, con l'energia ricavata, sono sintetizzate (prodotte) le molecole per la crescita e la riparazione dei tessuti. È così che il metabolismo avvia, dagli alimenti all'organismo, il trasferimento di quell'energia che è la forza motrice di ogni processo organico, ottenuta dalla scomposizione di nutrienti complessi in sostanze semplici, bruciate poi nelle singole cellule mediante la "respirazione cellulare".

Il combustibile basilare dell'organismo è il glucosio, che può essere estratto in via diretta da alcuni alimenti come lo zucchero comune o il miele, oppure indirettamente dai carboidrati complessi, dal fruttosio, dal lattosio o dagli alimenti proteici.

I carboidrati sono costituiti da zuccheri e sono la scintilla per innescare i processi metabolici che ci aiutano a dimagrire. Sono inoltre energia per l'oneroso lavoro del fegato, che si fa carico di espellere il cumulo di cataboliti derivati dal consistente lavoro metabolico.

Metabolismo e dimagrimento

Il corpo dimagrisce quando consuma massa grassa e a tal fine è indispensabile avere una cospicua energia a disposizione che, come abbiamo detto, scaturisce dalla trasformazione dei nutrienti; trasformazione che avviene nelle fasi catabolica e anabolica, la cui dinamicità aumenta grazie allo stimolo che un'idonea, adeguata alimentazione dà al metabolismo, accelerando i processi di utilizzazione dei nutrienti stessi.

Per dimagrire, quindi, bisogna incentivare il metabolismo per bruciare, consumare e demolire la massa grassa, perché il grasso si rimuove solo consumandolo, vale a dire bruciandolo.

La sua attivazione riduce in maniera fisiologica il peso, che si mantiene nel tempo.

La scelta, l'associazione e la modalità di cottura degli alimenti, possono eccitare e migliorare significativamente il metabolismo, favorendo il dimagrimento e il peso-forma.

Metabolismo e calorie

Gli alimenti sono impropriamente classificati solo in funzione delle calorie che possiedono, senza considerare la pluralità di caratteristiche nutrizionali che ne sono invece la ricchezza.

«Per caloria si intende la quantità di calore necessaria per innalzare di un grado la temperatura di un grammo d'acqua. Si misura il valore nutritivo degli alimenti calcolando le calorie prodotte dalla combustione dei principi nutritivi di questi alimenti» (Nuovissimo Dizionario Medico Larousse, Edizioni S.A.I.E., Torino).

Più semplicemente, la caloria è l'unità di misura del calore/energia ceduto dagli alimenti.

Potrebbe sembrare, quindi, che per dimagrire possa essere sufficiente mangiare meno, tagliare le calorie e consumare di più. Non è del tutto esatto perché ciò si ripercuote sul metabolismo che decelera, in quanto l'organismo tende a ridurre i consumi per il modesto "carburante" di cui dispone; frena la velocità con cui brucia zuccheri e grassi per produrre energia: bruciare poco per risparmiare energia.

I regimi ipocalorici modificano il metabolismo, rallentandolo.
Il consumo energetico si adegua pertanto all'esiguo sostentamento, tarandosi e mantenendosi sul tenore ipocalorico, continuando a bruciare il minimo possibile anche quando l'alimentazione non è più ridotta. Appena si mangia normalmente s'ingrassa perché il corpo, per una sorta d'inerzia, continua a consumare meno del dovuto.
Non è dunque il controllo delle calorie che assicura il dimagrimento, bensì un'efficace attivazione metabolica.

Un alimento, sebbene calorico, può rappresentare un'importante risorsa nutritiva per l'organismo ed essere conveniente alla dieta.

Metabolismo e funzionalità intestinale

La regolare funzionalità intestinale è segno di un metabolismo che lavora a dovere, grazie anche ad una corretta alimentazione. L'intestino si svuota sistematicamente lasciando una sensazione di benefica liberazione.

Sarebbe sbagliato non badare alla marcata incidenza della motilità intestinale, proprio perché il corpo, se non espelle come dovrebbe, trattiene e riassorbe le sostanze di scarto destinate all'evacuazione. L'organismo in un certo senso si auto-intossica, generando una sensazione di malessere e aggravando ulteriormente l'attività metabolica, che si trova a dovere gestire vecchi e nuovi cataboliti (scarti).

Metabolismo ed equilibrio glicemico

L'equilibrio glicemico (rapporto tra glucosio e insulina) va tenuto nella giusta considerazione con la scelta, il dosaggio, la combinazione e la preparazione dei cibi per non gravare sulla funzionalità del pancreas (organo che gestisce gli zuccheri), provocando un aumento improprio della secrezione d'insulina, ormone che amministra la concentrazione di glucosio nel sangue e favorisce l'utilizzo dello zucchero ceduto dagli alimenti per produrre energia.

Quando mangiamo e soprattutto quando consumiamo carboidrati, si alza la glicemia (valore che indica la quantità di glucosio nel sangue) e il pancreas è chiamato a liberare, nella quantità necessaria, l'insulina per controbilanciare e regolare il giusto livello di glucosio nell'organismo.

Una sovrabbondante assunzione di alimenti zuccherini muove un'entità straordinaria d'insulina la quale, portando la glicemia al di sotto dei livelli normali, sviluppa un'ipoglicemia transitoria che, segnalando mancanza di zuccheri, acuisce la fame e la ricerca di cibo; ciò rende difficile il controllo del peso.

Il ruolo dell'insulina è decisivo, in quanto modula la glicemia e ottimizza la produzione d'energia; ma quando gli zuccheri sono in eccesso e l'insulina non riesce a metabolizzarli tutti, quelli restanti si trasformano in grasso.

Perdere peso non equivale sempre a dimagrire

È frequente la confusione che si fa tra il concetto di dimagrire e quello di perdere peso; per molti è la stessa cosa, ma così non è.

Dimagrire corrisponde all'effettiva perdita di massa grassa, verificabile soprattutto con la riduzione del volume corporeo: il corpo cambia forma.

Perdere peso può equivalere alla sola perdita di massa magra (muscoli) e di liquidi, conseguendo una condizione fisica momentanea e precaria.

L'organismo, per produrre energia quando l'alimentazione è deficitaria, impegna le proteine dei muscoli che possono essere trasformate in zucchero e ne sfrutta anche quella parte ricca d'acqua chiamata glicogeno, depositato nei muscoli stessi come riserva energetica.

Un regime alimentare deficitario obbliga l'organismo ad attingere alle proprie scorte, consumando quella proteica dei muscoli; perciò il peso perso è a discapito della massa magra. Il vero dimagrimento è opera dell'attivazione metabolica con graduale/lenta perdita di peso e apprezzabile ridimensionamento del volume corporeo grazie alla diminuzione del tessuto adiposo, che non pesa molto ma è voluminoso.

Dimagrire, perdendo massa grassa, significa restringere la circonferenza del proprio corpo.

Il peso di ciascuno di noi è soggettivo perché non si può calcolare meramente in rapporto all'altezza senza valutare la costituzione fisica, il sesso e l'età della persona. Qualcuno dimagrisce velocemente, altri più lentamente, ma seguendo una dieta non è consigliabile perdere più di tre/quattro chilogrammi al mese.

ELEMENTI NUTRIZIONALI

M etabolismo, funzioni organiche, dimagrimento: nulla di tutto ciò avrebbe luogo senza le reazioni e i processi biochimici che avvengono per l'azione di quei particolari elementi noti con il nome di acqua, carboidrati, proteine, grassi, sali minerali e vitamine.

Il nostro corpo è un sistema perfetto ma complesso ed esige l'equilibrio di tutte le sostanze, che sono addette a precise funzioni (fornire energia, costruire e riparare i tessuti, regolare i processi metabolici) attraverso l'interazione tra i macronutrienti (carboidrati, proteine, grassi) e i micronutrienti (sali minerali e vitamine).

Zuccheri, grassi, proteine, sali minerali e vitamine sono interfunzionali e interdipendenti; la carenza anche solo di uno di essi può mettere in crisi l'intero sistema e in difficoltà l'organismo.

Elemento essenziale e primo fra tutti è l'acqua, perché accompagna le innumerevoli reazioni organiche.

ACQUA

L'acqua, elemento vitale e indispensabile all'uomo, costituisce più della metà del nostro peso ed è il mezzo mediante cui avvengono i fenomeni bio-chimici propri dell'attività cellulare. È il solvente preminente e il catalizzatore biologico di tutte le manifestazioni che avvengono nel nostro corpo, il quale si giova sia dell'acqua introdotta dall'esterno (esogena) sotto forma di bevanda (anche acqua minerale), sia di quella ottenuta dagli alimenti (endogena) come verdura cruda e frutta fresca; queste ne detengono a profusione (acqua di vegetazione, biologica) di cui il corpo usufruisce a prescindere da quella assunta dall'esterno.

Il suo fabbisogno è disciplinato dalla sete, meccanismo fisiologico che ne determina la quantità da assumere.
Escludendo casi particolari come un'intossicazione, l'introduzione forzata d'acqua (due/tre litri al giorno) può far male perché costringe il rene a un super lavoro.
L'acqua di vegetazione è pura e non ha residuo fisso; i suoi sali sono facilmente assorbiti e utilizzati dall'organismo, che estromette quelli in esubero.
Le minerali, che sono trattate per la loro depurazione e disinfezione, per la ricchezza di sali e un non trascurabile residuo fisso, possono appesantire il lavoro renale di eliminazione.
Sono migliori quelle oligominerali, soprattutto se di montagna, in quanto hanno un inferiore residuo fisso e sono quindi più digeribili, leggere e filtrabili a livello renale.

CARBOIDRATI

I carboidrati sono zuccheri e costituiscono la principale fonte d'energia per tutte le funzioni organiche; servono in modo particolare al cervello e al fegato, ma sono necessari anche ai muscoli, ai polmoni e al cuore.
Si distinguono in semplici e complessi rispetto alla velocità con cui sono ceduti e assimilati dall'organismo. Sono zuccheri semplici, assorbiti rapidamente, quelli della frutta; sono

complessi quelli del pane, della pasta, dei cereali in genere, e delle patate (che sono carboidrati): questi vengono assorbiti lentamente e cedono energia gradualmente.

I carboidrati consumati a cena nell'appropriato quantitativo non solo non fanno ingrassare, ma giovano al fegato che, impegnato a *detossicare* l'organismo, si serve degli zuccheri in essi contenuti come carburante.

Mangiarli a pranzo, invece, provoca sonnolenza sia perché cedono immediatamente energia, sia per l'azione del triptofano che rilassa e seda il tono nervoso.

I carboidrati sono abitualmente demonizzati perché direttamente responsabili delle variazioni glicemiche, che possono intralciare il dimagrimento. Non bisogna rinunciarvi, ma cercare di assumerli secondo precise modalità: si deve evitare di consumarne di tipo diverso allo stesso pasto e comunque è opportuno associarli ad alimenti proteici o a contorni che frenino il rilascio degli zuccheri. Questi, liberati lentamente, saranno assorbiti poco a poco senza provocare picchi di glicemia e quello che ne deriva: crescita d'insulina e immediato calo di zuccheri, che stimola l'appetito e la richiesta di ulteriore cibo.

Per esempio, malgrado le calorie, i grassi e le proteine degli ingredienti della pasta all'amatriciana moderano la cessione degli zuccheri dei carboidrati e preservano da squilibri glicemici che possono interferire con il buon esito del dimagrimento.

È possibile dimagrire mangiando carboidrati (se dosati sapientemente) perché, grazie al loro contenuto di triptofano che mediante reazioni biochimiche manda segnali di sazietà al cervello, si ha il controllo della fame, sensazione ricorrente, incontenibile ed esponenziale durante le diete. Il triptofano (precursore della serotonina e della melatonina) migliora anche la qualità del sonno e il tono dell'umore.

Frutta

«[...] *Il frutto è l'ovario maturo di un fiore femminile* [...]» (Michael T. Murray, Il potere curativo dei cibi, Edizioni Red, Milano 2003).

Appartengono a questa categoria gli alimenti morbidi, succosi e dolciastri come le arance, le fragole, il melone, le mele ecc., talune varietà di ortaggi (pomodoro, melanzana, zucca, ecc.) e i semi oleosi (noci, mandorle, nocciole, ecc.).

La frutta è una risorsa di antiossidanti, quali la vitamina C, i carotenoidi, i flavonoidi e i polifenoli e di zuccheri rappresentati dal fruttosio, che è più dolce del saccarosio (contenuto nello zucchero bianco) ma, a differenza di quest'ultimo, ha un indice glicemico inferiore, perché per venire utilizzato deve prima essere trasformato in glucosio dal fegato.

La frutta fresca, soprattutto quella acidula come fragole, kiwi, pompelmo, frutti di bosco, mela verde (Smith), presa a fine pasto migliora la funzione digestiva, perché gli acidi in essa contenuti hanno azione sterilizzante e stimolano nuovamente la produzione di succhi gastrici, favorendo poi l'attività intestinale.

La frutta, inoltre, dispone di zuccheri per il fegato, costantemente impegnato nelle attività metaboliche.

Non è raccomandabile consumarla lontano dai pasti perché gli zuccheri semplici, velocemente rilasciati dalla frutta e altrettanto velocemente assorbiti dall'organismo, stimolano parecchio l'attività del pancreas (organo che gestisce gli zuccheri nell'organismo) determinando un'impennata glicemica, produzione d'insulina, abbattimento degli zuccheri, calo energetico e fatale richiesta di cibo. È per questo motivo che, quando per calmare l'appetito si mangia un frutto fuori pasto, spesso si ha come risultato più fame di prima.

La frutta secca, contrariamente a quanto si pensi, non fa ingrassare.
Per frutta secca intendiamo i semi oleosi come mandorle, nocciole, noci, pinoli, ecc., che sono ricchi di grassi vegetali, ma poveri di zuccheri.
L'impatto sulla nostra linea dipende dalle dosi e dall'associazione con altri cibi e non dalle caratteristiche dell'alimento in sé. Non bisogna abusarne ma neanche privarsene totalmente.

Le mandorle sono costituite soprattutto da proteine, hanno fibre e sono caratterizzate dalla presenza di litio, che migliora il tono dell'umore.

Le nocciole sono ricche di ferro e fosforo, contengono calcio, magnesio, potassio, rame, selenio, zinco. Stimolano le attività mentali e sono leggermente lassative.
Le noci, oltre alla presenza della vitamina F costituita da acidi grassi, apportano calcio, ferro, fosforo, magnesio, potassio, zinco; sono energetiche e vitalizzanti.

I pinoli, formati da proteine e grassi, sono fonte di calcio, vitamina B1, vitamina B2 e vitamina B3 e ricchi di ferro, fosforo, magnesio e potassio. Agiscono sul sistema nervoso potenziando le facoltà intellettive.

Gelato

Il gelato è un alimento completo per la ricchezza di nutrienti: contiene proteine, zuccheri, grassi, sali minerali e vitamine. Proteine e grassi sono presenti in percentuali maggiori nei gusti alle creme.

Il gelato artigianale, in passato, era preparato con ingredienti naturali, genuini. Quello a base di creme si otteneva con uova fresche, latte intero fresco, zucchero e crema di latte per darne la consistenza cremosa, soffice e compatta e per evitare che ghiacciasse eccessivamente; i gusti alla frutta, con frutta fresca di stagione, zucchero e acqua. Per garantirne la sicurezza batteriologica, era in ogni caso sottoposto a pastorizzazione che ne impoveriva le caratteristiche nutritive.

Oggi, bene che vada, è confezionato con la sola aggiunta di un addensante neutro (la farina di semi di carruba), altrimenti con miscele in polvere, addensanti, coloranti e edulcoranti chimici.

Il gelato è essenzialmente un carboidrato e, per non rischiare squilibri glicemici e aumento di peso, non si deve esagerare nel consumo.

Gli zuccheri sono ceduti celermente all'organismo, con impennata di glicemia e scatto d'insulina; ma se al gelato, specialmente quello alla frutta (in cui mancano i grassi della panna, ingrediente previsto invece nei gusti alle creme), è associata la panna montata (crema di latte) che contiene grassi, il rilascio degli zuccheri sarà rallentato, l'aumento glicemico non sarà repentino e meno marcata sarà la produzione d'insulina.

È sempre meglio non abbinarlo ad altri carboidrati; saltuariamente può sostituire il pranzo, compensandolo con una cena composta di secondo, contorno cotto e contorno crudo, come straccetti in padella, indivia belga ai ferri, finocchio in pinzimonio.

In questo modo sono bilanciati gli zuccheri dell'intera giornata.

Miele

Il miele è ben più di una sostanza dolce; è un vero e proprio alimento energizzante, somma di preziosi elementi nutrizionali: contiene glucosio, fruttosio, polisaccaridi, acidi organici, ormoni, vitamine, sali minerali, oligoelementi, enzimi, sostanze aromatiche, aminoacidi e inibine.

Ha potere disinfettante ed è digestivo, antiacido, leggermente lassativo e sedativo del sistema nervoso; antibiotico naturale, antianemico, ricostituente, lenitivo della tosse ed espettorante.

I suoi zuccheri sono a lento rilascio perché legati agli oligoelementi, contrariamente a quelli dello zucchero comune, costituito da saccarosio.

Il miele naturale è profumato, ha sapore caratteristico, colore opaco dal giallo al marrone, consistenza densa che dipende dalla proporzione tra il fruttosio e il glucosio contenuti: quando il primo è prevalente il miele è più liquido.

Se il miele cristallizza significa che è genuino, non è stato sottoposto a trattamenti termici che possano averne alterato lo stato fisico, e dunque è stato ottenuto con modalità di lavorazione che mantengono invariate le sue caratteristiche organolettiche.

Ogni essenza ha proprie peculiarità: il miele di arancio e di limone, colore chiaro e odore intenso, ha proprietà sedative; quello di eucalipto, colore ambrato e sapore delicato, è antisettico. Il miele di castagno, scuro e amarognolo, ha effetto benefico sulla circolazione del sangue. Il miele di sulla, colore chiaro e sapore deciso, è lassativo; quello di achillea, colore scuro e sapore aromatico, ha proprietà antinfiammatorie. Il miele di acacia, quasi trasparente dal gusto delicato e sapore molto dolce, è disintossicante; quello di timo, colore ambrato e sapore speziato, è ottimo per raffreddori e astenia.

Pane

Il pane purtroppo non è più quello di una volta, preparato semplicemente con farina, lievito, sale e acqua. All'impasto sono aggiunti ingredienti che accelerano la lievitazione, altri che mascherano il decadimento del prodotto, altri ancora che ne ritardano l'invecchiamento e zuccheri per renderlo più croccante (lo zucchero si caramella).

Il pane integrale contiene crusca, fibra difficile da digerire e che sprona, sensibilmente, la funzione intestinale.

Pasta

La pasta è di norma prodotta con farina di frumento che contiene glutine, una proteina vegetale.
Quella con forme elaborate come fusilli, farfalle e conchiglie è soggetta a lavorazioni intense che, per l'aumento di temperatura, scindono gli amidi in zuccheri più semplici, liberati e assimilati velocemente.

Li cedono invece lentamente gli spaghetti, le linguine e i bucatini, che sono sottoposti a trattamenti con minor stress meccanico e termico; rigatoni e penne hanno un rilascio medio.

La pasta senza glutine è quella ottenuta con farina di mais, farina di grano saraceno e farina di riso.

Alcuni privilegiano l'uso delle farine integrali, altri preferiscono quelle raffinate.

Le farine bianche, a cui per la raffinazione sono sottratti gli involucri e i nuclei del cereale (compresi quindi minerali importanti tra cui il magnesio e gli enzimi che le rendono digeribili), rispetto alle integrali, sono un alimento con apporto inferiore di sali minerali e di vitamine e con indice glicemico più alto (le fibre ostacolano il rilascio degli zuccheri).

L'esclusione degli enzimi dell'involucro e del nucleo del cereale costringe il nostro organismo a produrseli per consentirsi la digestione proprio di quelle sostanze che, private degli enzimi, possono essere indigeste.

Gli alimenti integrali, per la loro ricchezza e il loro importante valore biologico, nutrono e saziano maggiormente di quelli raffinati e si mangia di meno.

Quello che si crede integrale, spesso è ricavato da farine raffinate con l'aggiunta di crusca, che può irritare l'intestino: ciò spiega l'insorgere di tante coliti.

In teoria, un alimento vicino allo stato originario conserva una maggiore integrità nutrizionale; in pratica però il nostro organismo si è abituato nel tempo ad assumere sempre più cibi raffinati, perdendo così in parte la capacità di metabolizzare sostanze integrali, che in principio erano l'unica fonte alimentare disponibile.

Per assurdo, infatti, può essere meno digeribile un alimento integrale di uno raffinato.

Patate

Possiamo considerare le patate, che sono tuberi, carboidrati a tutti gli effetti perché costituite da amidi e quindi da zuccheri.

Poche ma buone le proteine presenti, composte da molti aminoacidi essenziali; le patate sono ricche di potassio e, in minore quantità, di diversi sali minerali (calcio, ferro, fosforo e sodio) e di alcune vitamine quali le vitamine B1, B3 e la vitamina C.

Rilassano la muscolatura e il sistema nervoso e, consumate di sera, stemperano l'irritabilità e inducono il sonno.

Le patate, sebbene siano un cibo che si presta alla preparazione di numerose pietanze e siano gradite accostate ad altre vivande, se messe in cottura con carni o pesci tendono ad assorbire tutti i grassi rilasciati, divenendo indigeste e antidiuretiche.

Per esempio, se si vuole preparare il pollo al forno con le patate, è meglio cuocerli separati e riunirli a cottura avvenuta.

Per la presenza di solanina (da cui l'appartenenza alla famiglia delle solanacee come le melanzane, i peperoni, i pomodori, ecc.), non bisognerebbe mangiare quelle germogliate perché contengono una grande concentrazione di questa sostanza, che è tossica.

Pizza

La pizza si appronta con un composto simile a quello

del pane, ma per avere maggiore lievitazione in poco tempo si addiziona con zucchero e più lievito.

I tempi di cottura sono veloci e la trasformazione delle sostanze per il calore avviene solo in superficie, pertanto una quota dei lieviti rimane attiva e continua a fermentare dopo l'ingerimento, causando talvolta pesantezza, sete e gonfiore.

La sua digeribilità migliora associandole un'insalata mista (senza pomodori e mais) e un pompelmo.

Polenta

La polenta si prepara con farina di mais, acqua e sale. È caratterizzata da carboidrati complessi, aminoacidi essenziali, vitamina E e dall'assenza di glutine. Contiene ferro, potassio, magnesio, zinco e selenio.

Riso

Il riso proviene dalle regioni asiatiche, e da lì è stato esportato in Occidente.

Costituito da amidi, carboidrati a rapido (non immediato) rilascio di zuccheri, non contiene glutine, una proteina vegetale presente in alcune farine.

Sottoponendolo a raffinazione per sopprimere le parti esterne troppo ricche di silice, che sono difficilmente commestibili, si ha il riso sbramato. Ulteriori lavorazioni (con l'aggiunta di talco e glucosio) danno quello brillato, che è una varietà povera di sali minerali, proteine, vitamine e aminoacidi; con ancora altri passaggi si ha il parboiled, che per aspetto e sapore è somigliante al brillato, ma che qualitativamente è paragonabile all'integrale, le cui sostanze si conservano all'interno del chicco stesso.

Il riso ha un indice glicemico (velocità con cui rilascia gli zuccheri) che cambia in base alla varietà dell'alimento. In quello integrale, per esempio, è basso per le fibre presenti che ostacolano la cessione degli zuccheri e contrastano l'azione astringente dell'amido sulla funzione intestinale; azione accentuata invece nel riso brillato (raffinato) proprio per l'assenza di fibre. Fibre invece presenti anche nel riso nero, noto come "riso Venere" per le presunte proprietà afrodisiache, e ricco di antiossidanti.

Il basmati, tipico della cucina orientale, ha pochi grassi e un chicco lungo e sottile; il selvatico è molto più ricco di proteine del riso comune.

Quello rosso è in realtà un riso bianco la cui colorazione è data da pigmenti introdotti in un secondo momento.

Zucchero

Lo zucchero è estratto dalla canna o dalla barbabietola da zucchero e, come l'olio e il vino, è un prodotto dell'uomo ed è utile all'organismo se dosato correttamente.

Quello raffinato subisce lo sbiancamento che non è peggiore di tutte quelle operazioni praticate su innumerevoli generi alimentari (decaffeinizzazione, deteinizzazione, scrematura del latte, ecc.) ed è certamente meno aggressivo.

PROTEINE

Le proteine sono molecole formate da composti organici detti aminoacidi; questi sono venti, di cui i nove essenziali (arginina, istidina, isoleucina, lisina, metionina, fenilalanina, treonina, triptofano, valina), non possono essere sintetizzati dall'organismo, ma introdotti con l'alimentazione.

Le proteine aventi tutti gli aminoacidi essenziali sono definite "proteine nobili" e sono quelle animali di uova, carne, pesce, latte e derivati.

Cereali e legumi non contengono tutti gli aminoacidi essenziali; i primi sono privi di lisina, i secondi di metionina.

Senza le proteine il corpo si debilita. Corrispondono al materiale plastico dell'organismo (dei muscoli, della pelle, del sangue, dei capelli, degli ormoni, del sistema immunitario); lo costruiscono, lo sostengono e lo riparano. Occorrono per la crescita, per il mantenimento e la riparazione delle cellule, per la produzione di ormoni e di enzimi, agiscono come anticorpi; intervengono nella coagulazione del sangue, nella trasmissione degli impulsi nervosi e nel trasporto di ossigeno ai tessuti.

La riproduzione dei globuli rossi ogni venti giorni avviene su base proteica.

Elaborate in bocca, passano nello stomaco per poi essere destrutturate nell'intestino.

PROTEINE ANIMALI

Carne

«[...] Se esiste un tema dibattuto, è proprio quello della carne rossa! [...] Ci sembra legittimo nutrire seri dubbi sulla quantità e l'origine della carne presente oggi sul mercato, oltre che sulle condizioni di allevamento degli animali da cui proviene [...]» (David Khayat, La vera dieta anticancro, Arnoldo Mondadori Editore S.p.A, Milano 2011).

Negli ultimi anni si è diffusa la tendenza a radiare, perché considerate causa di malattie, le proteine animali, che sono complementari per la crescita, il mantenimento e la riparazione dell'organismo e sono costituenti dei globuli rossi. Sono importanti e non possono essere cassate dalla dieta, ma bisogna guardare alla qualità e tenere sotto controllo le quantità, perché eccessi o carenze sono comunque deleteri.

Carni rosse: cavallo, manzo, vitellone.

La carne di cavallo, che è povera di grassi, ricca di proteine e ricchissima di ferro, ha sapore dolciastro.
Quella di manzo e vitellone ha il ferro prontamente assimilabile.

Carni bianche: abbacchio, coniglio, maiale, pollo, tacchino, vitello.

L'abbacchio è ricco di testosterone e iodio e ha carne tenera.
Il coniglio ha carne magra ricca di proteine e povera di grassi e sali minerali come magnesio, potassio, sodio e zolfo.
La carne di maiale è rosa, di consistenza compatta e pastosa con grassi utili all'organismo, sali minerali tra cui ferro e selenio e vitamine del gruppo B.
Il pollo ha carne asciutta e poco granulosa, pelle sottile e deve avere odore fresco; ricca di ferro, vitamine idrosolubili, fosforo ed estrogeni che si trovano in percentuali spropositate in quelli di produzione industriale.
Il pollo ruspante biologico si riconosce dalla polpa di colore giallino, compatta ed elastica.

Il tacchino, per la sua delicatezza, non può essere sottoposto a manipolazioni industriali come avviene per il pollo. Contraddistinto dalla presenza di tiamina, che migliora concentrazione e memoria, è digeribile ed è fonte di minerali tra cui calcio, fosforo e ferro.

La carne della femmina (la tacchinella) è più buona.

Il vitello, che si nutre prevalentemente di latte, ha polpa con pochi grassi, tenera e di grana e consistenza finissime.

Le carni, tutte, offrono aminoacidi essenziali e ferro, che essendo il più simile a quello umano, viene assimilato più facilmente di quello derivante da altre fonti; è il ferro della carne che ci permette di assorbire quello degli altri alimenti.

Formaggio

Il formaggio, nonostante sia un'elaborazione del latte, è un alimento completamente diverso, dato dalla stagionatura del caglio e, talvolta, con annessi agenti chimici. Altamente nutriente, è ricco di proteine e aminoacidi essenziali, sali minerali tra cui calcio e fosforo in notevole quantità, grassi e zuccheri; è povero di vitamine per i processi di cottura a cui è sottoposto.

Il formaggio eccita il sistema nervoso e disturba il sonno; di contro, incrementa la vigilanza e la concentrazione. Può creare stitichezza perché ha un'azione coagulante che tende a fare addensare la massa fecale, rallentando il transito intestinale.

Tra i formaggi stagionati, il parmigiano reggiano è quello totalmente naturale, preparato, essiccato e conservato con la sola trasformazione del latte mediante il caglio, come vuole la tradizione. Contiene proteine, grassi, sali minerali, elettroliti e vitamine.

Latte

Il latte materno "programmato" per la crescita e lo sviluppo è il nutrimento iniziale dell'uomo; è ineguagliabile per il suo patrimonio di sostanze nutritive e per la loro perfetta proporzione.

Quello umano ha un tasso maggiore di zuccheri, quello vaccino di proteine.

Il latte degli animali, seppur non identico al nostro, è altrettanto completo: contiene zuccheri, proteine, grassi, sali minerali e vitamine.

Gli zuccheri sono rappresentati dal lattosio che, se da una parte favorisce l'assorbimento del calcio, dall'altra può essere responsabile d'intolleranza quando ci manca l'enzima (galattosidasi) per il suo assorbimento a livello intestinale.

Nel latte intero i grassi sono in assoluto equilibrio con le proteine e per questo è da preferire al latte scremato in cui vengono tolti i lipidi, da cui dipende l'assimilazione delle vitamine liposolubili. Oltre a quest'ultime (vitamina A, E, D e K) e quelle idrosolubili del gruppo B, ci sono i sali minerali sodio, potassio, magnesio, cloro e calcio, il quale è legato alla vitamina D che ne consente l'assorbimento e ne mantiene il livello nelle ossa.

Il latte, per la sua composizione completa ed equilibrata, è l'alimento più adatto agli organismi in accrescimento dei bambini, e agli anziani, che lo apprezzano per l'azione calmante sul tono nervoso dovuta al calcio e alla serotonina.

Il latte vaccino non è più raccolto dalla mungitura di

una sola mucca, con determinate caratteristiche gene-
tiche e unico patrimonio nutrizionale, ma prelevato da
bovini di origine diversa e alimentati in modo differente; inoltre, nelle cisterne in cui è trasportato vengono
aggiunte sostanze per evitare la formazione di burro,
che altrimenti si creerebbe naturalmente per lo scuo-
timento. Per questi motivi il latte, che non è più puro,
può generare intolleranze.

Quello intero fresco pastorizzato ha solo il tre per cento
di grassi, avendo già subito una scrematura per l'estrazione della panna; ciò significa che in duecento grammi di latte (un bicchiere) ci sono appena sei grammi
circa di grassi.

Quello a lunga conservazione, a causa delle alte temperature per la sterilizzazione, è privo di molte sostanze,
tra cui le vitamine.

Il latte d'asina è il più simile al latte umano, quello di
capra è il meno allergizzante.

Il latte di pecora è il meno digeribile per una prevalenza
di grassi, proteine e sali minerali.

Il latte intero fresco, tranne i casi di allergia o intolleranza, è consigliato sia perché è un alimento completo,
in cui grassi e proteine sono in equilibrio, sia perché è
quello che conserva più di altri le proprietà nutritive;
apporta zuccheri, vitamine e sali minerali tra cui il calcio, indispensabile all'organismo.
Come dicevamo la soglia di tollerabilità al latte dipende
dalla presenza nell'intestino della galattosidasi, un en-

zima capace di digerire il lattosio, lo zucchero complesso presente nell'alimento.

Il latte può risultare indigesto perché, quando per scaldarlo viene portato a ebollizione, le sue proteine si denaturano e i suoi grassi si saturano.

La sua reale o presunta intolleranza ha propagato il consumo di latte vegetale come quello di soia, di riso e d'avena. Questi non solo non possiedono la medesima ricchezza di nutrienti del latte vaccino, ma sono sovente addizionati di conservanti per prolungarne il mantenimento e posticiparne la scadenza, come avviene pure con il latte di mandorle.

Sono passati tanti anni, ma ricordo ancora il gusto preciso, l'aroma e il profumo del latte di mandorle (quelle di Avola) che preparavano a casa di mia nonna in Sicilia.

Le mandorle, liberate dal guscio, venivano immerse nell'acqua bollente per fare ammorbidire la buccia e poi rimuoverla. In seguito venivano pestate in un mortaio fino a ricavarne una farina che, raccolta in un tovagliolo di lino, era pazientemente spremuta in acqua calda, ricavando così, con aggiunta di zucchero, la prelibata bevanda.

Un sapore ben diverso da quella industriale che si trova ora in commercio.

Pesce

Il pesce fresco si riconosce dalle squame lucenti e compatte, dall'occhio vivo, sporgente e luminoso, dalle branchie umide e di colore rosa vivace, dalla consistenza compatta della carne al tatto, dall'assenza di odori marcati.

La cottura comporta la perdita dei nutrienti; i sali minerali solubili come sodio, cloro, magnesio, potassio e calcio sono dissipati totalmente con la bollitura, parzialmente con la cottura in padella o arrosto, minimamente con la frittura.

I pesci predatori (dentice, merluzzo, rana pescatrice, spigola, sgombro, tonno) sono composti per lo più di iodio, i crostacei (aragoste, astici, granchi, gamberi, scampi) di colesterolo. I molluschi (calamari, cozze, moscardini, ostriche, polpo, seppie, totani, vongole) sono caratterizzati dalla presenza di ferro e calcio. I pesci di fondale (platessa, razza, rombo, sogliola, triglia) hanno meno iodio ma più silicio. Il pesce azzurro (acciughe, bianchetti, sardine) abbonda di calcio e fosforo, che sono importanti per le ossa, e di silicio che lo è per l'accrescimento, per facilitare la guarigione delle fratture e per i problemi di pelle.

Il pesce di acqua dolce (anguilla, carpa, persico, trota) non contiene iodio e quindi non è d'ausilio nelle diete dimagranti.

Uovo

L'uovo è una cellula gigante designata alla trasmissione della vita e, per il capitale nutrizionale, i cui componenti sono naturalmente bilanciati tra loro, è una bomba energetica per l'organismo e i suoi metabolismi. L'enorme potere nutritivo, però, lo rende un alimento potenzialmente allergizzante.

Ha un tuorlo che corrisponde alla capacità vitale, contenente colesterina, ferro, iodio e proteine e un albume che rappresenta l'informazione proteica. Un guscio calcareo poroso, che racchiude albume e tuorlo, assicura lo scambio di ossigeno e anidride carbonica con l'esterno attraverso i pori, protegge l'embrione e ne garantisce l'igiene.

Il suo potere nutrizionale scema durante la cottura: più cuoce e più si denaturano le sue sostanze; l'ideale sarebbe consumarlo crudo, a condizione che sia biologico.
Un modo per verificarne la freschezza è quello d'immergerlo in un contenitore di acqua salata: se si deposita sul fondo è fresco, se galleggia non lo è. Questo perché, per il passaggio di ossigeno attraverso i pori, con il trascorrere dei giorni la camera d'aria all'interno del guscio aumenta di volume e agevola il galleggiamento.
In base al principio secondo cui le sostanze di ogni alimento funzionano e producono effetti nel loro insieme, quelle dell'uovo non incidono negativamente sul colesterolo dell'organismo: la colesterina è neutralizzata dalla lecitina (presenti nel tuorlo) che, contribuendo a migliorare il metabolismo dei grassi, riduce nel sangue il tasso di colesterolo, il quale è contrastato anche dall'avidina dell'albume.

PROTEINE VEGETALI

Legumi

I legumi (ceci, fagioli, fave, lenticchie, piselli, soia) sono i semi commestibili delle piante a cui appartengono, detengono le cosiddette proteine vegetali insieme a una buona percentuale di carboidrati (zuccheri), di fibre, di fitosteroli, di sali minerali come ferro, magnesio e silicio, di oligoelementi e di vitamine del gruppo B.

Le proteine vegetali hanno minor valore nutrizionale delle animali perché, a parità di peso, la loro concentrazione nei legumi è inferiore a quella nella carne; inoltre, per le loro componenti nutrizionali, richiedono un lavoro di destrutturazione più complesso per potere essere metabolizzate.

I ceci, con potassio, ferro, magnesio, zinco, rame, calcio, fosforo, vitamina B1, B2 e B3, sono i legumi più digeribili perché stimolano i succhi gastrici; sono energetici perché più ricchi di grassi che di proteine.
Utili nella stipsi per le fibre, alla pelle, alla vista e alla memoria per le vitamine B; in gravidanza e in menopausa per il ferro e il calcio.

I fagioli sono eminentemente proteici, ma abbondano anche di carboidrati e silicio; possiedono ferro, potassio, calcio, aminoacidi (lisina, metionina, cistina), vitamina B1 e vitamina C. Indicati nella stipsi per la presenza di fibre.

Le fave, molto energetiche, hanno proteine, zuccheri, vitamina A e L-dopa, da cui si forma la dopamina.

Le lenticchie sono ricche di ferro, di vitamina B1 e B3, contengono potassio, fosforo, calcio, magnesio, zolfo, rame e sono povere di sodio. Hanno più amido, dunque zuccheri, degli altri legumi.
Consigliate nelle convalescenze, nella crescita, in gravidanza, in allattamento e agli sportivi.

I piselli sono costituiti da zuccheri, ferro, fosforo, calcio, potassio e vitamina A; è presente la dopamina, che stimola il sistema nervoso.

Sono i legumi con meno grassi, proteine e carboidrati; hanno comunque un elevato potere nutritivo e sono pertanto indicati nelle convalescenze, nella crescita, in affaticamento o debolezza, nella stipsi.

La soia ha una quota di proteine e grassi superiore a quella degli altri legumi; è fonte di sali minerali, oligoelementi, enzimi e vitamine.

Seppur ricca di molte sostanze, non ha la stessa valenza e non può essere consumata in sostituzione degli alimenti completi di tutti i nutrienti, perché manca di aminoacidi essenziali.

GRASSI

I grassi sono preziosi per l'organismo; materiale di riserva, costituiscono le guaine mieliniche, il tessuto nervoso, il cervello, le membrane cellulari.

Necessari alla produzione ormonale grazie al colesterolo precursore degli ormoni steroidei, sono fondamentali per l'assorbimento delle vitamine A, D, E, K che sono liposolubili, ovvero che si sciolgono mediante i grassi. Influiscono sul sistema nervoso partecipando alla formazione della mielina, che protegge i nervi e favorisce la conduzione dell'impulso nervoso. Sono responsabili dello stato di salute della pelle, in quanto la loro carenza determina perdita di acqua, di elasticità cutanea e disidratazione.

I grassi, dopo essere stati suddivisi in componenti semplici, sono recepiti per poi essere immagazzinati come serbatoio d'energia nel tessuto adiposo, che ha anche una funzione di termoregolazione.

Olio extravergine d'oliva

L'olio extravergine d'oliva non solo non fa ingrassare ma, in virtù del carotene e della clorofilla presenti, smuove il metabolismo da cui dipende il dimagrimento e ha effetti straordinariamente benefici sul corpo: è antiossidante, emolliente e antinfiammatorio grazie ai polifenoli, alle vitamine A, E, C e ai flavonoidi. Favorisce la digestione perché provoca l'azione degli enzimi digestivi per opera dell'acido linoleico, che protegge le mucose dello stomaco e dell'intestino. Migliora l'acquisizione delle vitamine liposolubili e del calcio e stimola il metabolismo dei grassi, degli zuccheri e delle proteine per l'intervento della lecitina; regola la funzionalità intestinale.

Densità, colore, odore e gusto sono i principali indicatori della genuinità; il basso grado di acidità ne certifica il pregio.

L'olio extravergine d'oliva si contraddistingue anche perché può raggiungere temperature elevate (non oltre i 180°C, punto di fumo), senza che ne siano alterate le caratteristiche nutrizionali e senza produrre sostanze tossiche e nocive.

Usato per condire, cuocere e friggere, non interferisce sul tenore di un regime dimagrante, tutt'altro; agevola le funzioni metaboliche e intestinali, limita l'assorbimento di colesterolo, è antiossidante, permette l'assimilazione di sostanze liposolubili che, senza i grassi, non verrebbero assorbite.

La frittura è un metodo di cottura semplice e veloce, che preserva i nutrienti all'interno dell'alimento ma, per avere un fritto sano, non bisognerebbe mai superare il punto di fumo. Per misurare la temperatura dell'olio ci si può servire di un apposito termometro che si trova in commercio o, più semplicemente, di un rametto di rosmarino immerso nell'olio caldo: quando l'erba aromatica inizia a sfrigolare significa che mancano circa uno/due minuti perché l'olio raggiunga la giusta temperatura per friggere.

Burro

Il burro migliore è quello naturale di malga, con vitamina D, vitamina E, buona quantità di vitamina A e una notevole quota di grassi insaturi che, a differenza di quelli saturi, non sono tossici; si riconosce dal colore giallognolo, dalla trasudazione del grasso e dal fatto che tende ad irrancidire.

Veniva prodotto agitando e rimescolando (zangolatura) la parte ricca di lipidi (crema di latte o panna) che affiorava sulla superficie del latte sedimentato, senza snaturarne i costituenti, tanto che i suoi grassi erano tutti insaturi.

Oggi i processi industriali e i passaggi termici a cui è sottoposto ne denaturano le proprietà nutrizionali e i suoi grassi sono, in buona parte, saturi.

Il burro, se consumato con relativa parsimonia, non è controindicato, anzi è veicolo di lipidi e vitamine importanti per l'organismo.

Il suo punto di fumo è piuttosto basso ed è bene non farlo cuocere a lungo; ancora meglio è aggiungerlo alle pietanze a fine cottura.

SALI MINERALI

I sali minerali, contenuti principalmente nelle verdure fresche creano gli equilibri elettrolitici per tutti gli scambi cellulari, sono funzionali alla crescita, alla formazione di ossa e denti, alla regolazione dei liquidi corporei e alle sostituzioni di struttura ossea, essendo le ossa costituite da sali minerali, in mancanza dei quali non calcificano.

Il boro è necessario all'attivazione degli estrogeni e della vitamina D; è benefico per l'artrite e per l'osteoporosi. Partecipa alla reazione enzimatica che consente all'organismo di ricavare energia da grassi e zuccheri, preserva la salute delle membrane cellulari e sostiene l'efficienza della funzione cerebrale e mnemonica. Si trova nelle carote, nei fagioli, nella frutta fresca e secca, nella verdura fresca.

Il calcio (con fosforo e magnesio) è essenziale per la formazione e il mantenimento di ossa e denti, per la crescita, per la regolarità del battito cardiaco, per la trasmissione degli impulsi nervosi, per la prevenzione dei crampi. È un neuromodulatore del sistema nervoso e come tale induce il sonno.
Si trova nei ceci, nelle crucifere, nei fichi, nei frutti di mare (specialmente nelle vongole), nel latte e derivati, nel lievito di birra, nelle mandorle, nelle nocciole, nel salmone, nelle sardine, nei semi di sesamo, nella verdura a foglia verde, nell'uovo.

Il cloro (con il sodio e il potassio) è necessario all'equilibrio del Ph dell'organismo e favorisce l'eliminazione di sostanze tossiche. Stimola l'attività del fegato ed influisce sul mantenimento di tendini e articolazioni. Si trova nelle albicocche, nelle arance, nelle castagne, nelle ciliegie, nei datteri, nei fagiolini, nella farina di segale, nel frumento integrale, nelle mandorle, nelle noci, nelle olive mature, nelle pere, nelle pesche, nel sale.

● Il cobalto è un costituente della vitamina B12, serve all'accrescimento e contribuisce al mantenimento del peso corporeo; interviene in diversi processi enzimatici, nel metabolismo del ferro e nella sintesi degli acidi nucleici (DNA e RNA). Si trova nel fegato, nei funghi, nei legumi, nel latte, nel pesce, negli spinaci, nelle verdure.

● Il cromo è essenziale sia al metabolismo degli zuccheri in quanto stabilizza il giusto livello di glucosio nel sangue, sia a quello dei grassi. Si trova nella birra, nella carne, nei cereali, nel formaggio, nel lievito di birra, nel riso integrale.

● Il ferro, indispensabile alla formazione dei globuli rossi, trasporta ossigeno a tutte le cellule. Importante per i neurotrasmettitori come serotonina e dopamina; rinforza il sistema immunitario e incrementa la produzione di energia. Si trova nel cacao, nei carciofi, nella carne, nelle cozze, nelle farine, nel fegato, nella frutta fresca, nella frutta secca, nel germe di grano, nelle lenticchie, nelle indivie, nelle melanzane, nell'ortica, nel peperoncino, nel prezzemolo.

● Il fluoro è essenziale per un corretto sviluppo e mantenimento della densità ossea e rinforza lo smalto dei denti, prevenendo le carie. Si trova nel pesce, nel tè, nelle verdure a foglia e in alcune acque.

● Il fosforo è importante per la formazione e il mantenimento di ossa e denti, per la crescita cellulare, per il buon funzionamento dei reni, per la regolare contrazione del muscolo cardiaco. Il suo assorbimento è legato alle quantità di calcio e di vitamina D dell'organismo. Si trova nell'aglio, nella carne, nei latticini, nei legumi, nel lievito di birra, nelle mandorle, nelle noci, nelle nocciole, nel pesce, nel pollo, nei semi di zucca e nell'uovo.

● Lo iodio è importante per la formazione degli ormoni tiroidei deputati a regolare i metabolismi, la crescita del corpo e il consumo energetico; aiuta a far bruciare i grassi e a trasformare il carotene in vitamina A. Si trova nell'aglio, nelle alghe, negli asparagi, nel finocchio, nel limone, nelle melanzane, nel melone, nella pesca, nel pesce di mare, nel porro, nelle rape, nel sedano, nei semi di sesamo, negli spinaci, nell'uovo.

● Il magnesio è presente nelle ossa, nello smalto dei denti, nel tessuto nervoso, nei muscoli. Partecipa al metabolismo di proteine, grassi e carboidrati; è utile per la funzionalità cardiaca, per combattere l'ipertensione, per l'equilibrio del Ph e contrasta lo stress. Si trova nei cereali integrali, nei cavoli, nei fagioli, nelle fragole, nella frutta fresca, nella frutta secca, nel miele, nella soia, nell'uva, nelle verdure a foglia verde (il magnesio è un costituente della clorofilla).

● Il manganese è necessario al metabolismo di proteine e grassi, a sostenere il sistema immunitario e quello nervoso, alla crescita delle ossa, alla produzione del latte materno, nelle anemie, per l'assimilazione della vitamina B1 e vitamina E e contribuisce al benessere generale.

Si trova nell'ananas, nei cereali, nei legumi, nelle noci, nei semi in genere, nella verdura a foglia verde.

● Il molibdeno è parte di molti enzimi, è presente nell'acido urico e nel metabolismo dello zolfo.

Si trova nell'aglio, nell'avena, nelle arachidi, nelle albicocche, nel burro, nel cavolfiore, nelle carote, nella cipolla, nel cocco, nei fagiolini, nelle fragole, nel germe di grano, nelle lenticchie, nel lievito di birra, nel mais, nel melone, nelle patate, negli spinaci, nell'uvetta.

● Il nichel interviene nel metabolismo degli ormoni, dei grassi, del glucosio e della membrana cellulare e nell'organismo serve ad attivare alcuni enzimi. Si trova negli asparagi, nelle carote, nei cereali, nella cipolla, nel cavolo, nei frutti di mare, nei grassi, nella lattuga, nei legumi, nei pomodori, negli spinaci, nell'uovo, nell'uva, nel vino.

● Il potassio è indispensabile per il sistema nervoso, per il ritmo cardiaco, per la contrazione muscolare. In sinergia con il sodio mantiene l'equilibrio dei fluidi nel corpo; contribuisce alle reazioni chimiche cellulari e stabilizza la pressione sanguigna. Si trova nell'aglio, negli agretti, nelle albicocche, nell'ananas, nell'avocado, nelle banane, nella carne, nelle castagne, nel cavolfiore, nei cereali, nel cioccolato, nella crusca del grano, nei datteri, nei fagiolini, nei fichi, nella frutta fresca, nella frutta secca, nei legumi, nel lievito di birra, nelle patate, nel pesce, nel prezzemolo, nella verdura, nelle zucchine.

● Il rame, coinvolto nella formazione dell'emoglobina, delle ossa e dei globuli rossi, è essenziale per il metabolismo delle proteine e della produzione d'energia, per il mantenimento del sistema immunitario e per il sistema nervoso. Si trova nell'aglio, nell'avocado, nelle barbabietole, nei broccoli, nei frutti di mare, nelle interiora, nei legumi, nelle noci, nella soia, nel tarassaco, nella verdura a foglia verde, nell'uvetta.

● Il selenio contrasta i radicali liberi, preserva l'elasticità dei tessuti, provvede alla difesa immunitaria, al funzionamento della ghiandola tiroidea e del sistema cardiovascolare e al controllo della pressione arteriosa. Si trova nell'aglio, nelle alghe, nei broccoli, nella carne, nel cavolo, nei cereali integrali, nella cipolla, nel grano, nei funghi, nelle noci, nel pomodoro, nel pesce, nell'uovo.

● Il silicio serve per la costruzione del collagene e delle ossa, per l'assimilazione del calcio, per mantenere in buona salute unghie, pelle e capelli. Previene i disturbi cardiovascolari e mantiene l'elasticità delle arterie. Si trova nell'aglio, nel cavolfiore, nei cereali integrali, nella cipolla, nei fagioli, nelle fragole, nella frutta secca, nelle mele, nelle ostriche, nel porro, nel sedano, nelle sogliole, nelle telline e nelle verdure a foglia verdi.

● Il sodio è fondamentale per l'equilibrio dei liquidi corporei, del Ph del sangue e per la corretta funzionalità dello stomaco, dei nervi, dei muscoli. Si trova nelle carni rosse, nei crauti, nei formaggi, nelle olive verdi, nei prodotti del mare, nel sale da cucina.

● Il vanadio è attivo nel metabolismo ormonale, in quello del colesterolo e dello zucchero nel sangue.
Si trova nell'aglio, nell'avena, nelle barbabietole, nel cavolo, nelle carote, nella cipolla, nei fagiolini, nel grano saraceno, nella lattuga, nel mais, nel miglio, nelle mele, nell'olio d'oliva, nei pomodori, nel prezzemolo, nelle prugne, nei ravanelli, nei semi di girasole.

● Lo zinco è necessario allo sviluppo della funzione sessuale, alla crescita, alla funzionalità pancreatica in relazione alla produzione d'insulina, per il sistema immunitario, per la guarigione delle ferite e la formazione di collagene. Si trova nella carne, nei frutti di mare, nei funghi, nei legumi, nel lievito di birra, nelle ostriche, nei semi di zucca e di girasole, negli spinaci, nelle uova.

● Lo zolfo è presente nell'emoglobina, in tutte le cellule, nella pelle, nei capelli, nelle unghie e in alcuni aminoacidi e, pertanto, nelle proteine; serve al tessuto osseo e al tessuto epiteliale. Protegge dai danni di sostanze tossiche e partecipa alla sintesi del collagene favorendo l'elastina della pelle.
Si trova nell'aglio, nei broccoletti, nella carne, nel cavolfiore, nei cavolini di Bruxelles, nella cipolla, nel germe di grano, nel pesce, nei semi di soia, nel tuorlo d'uovo e nella verza.

VITAMINE

Le vitamine sono gli scudi protettivi dalle malattie e sono preziose per le funzioni vitali in quanto co-fattori di processi metabolici.

Si distinguono in vitamine liposolubili (vitamina A, D, E, K) e vitamine idrosolubili (vitamine del gruppo B, vitamina C) che si sciolgono rispettivamente nei grassi e nell'acqua.

Le vitamine del gruppo B incentivano la combustione degli zuccheri e dei grassi all'interno delle cellule per produrre l'energia per vivere.

La frutta fresca è fonte inesauribile di vitamine.

● La vitamina A (retinolo), liposolubile, è necessaria per la salute della pelle, per la vista, per i sistemi riproduttivo, respiratorio e digerente, per la formazione di ossa e denti, per rinforzare il sistema immunitario e per l'impiego delle proteine da parte dell'organismo; è antiossidante e rallenta il processo d'invecchiamento. L'assorbimento della vitamina A è dato dalla presenza di vitamine del gruppo B, dalla vitamina C, dalla vitamina E, da zinco e calcio. La troviamo in: aglio, albicocche, agretti, alici, anguria, asparagi, banane, barbabietole, bietole, broccoli, cachi, carote, castagne, cavolo, cicoria, fagiolini, finocchi, indivia, melone, miele, papaia, patate, pesche, pomodoro, prezzemolo, rape, sedano, spinaci, tarassaco (le foglie), uovo, zucchine e zucca gialla.

● Le vitamine del gruppo B contribuiscono a mantenere il buono stato di salute della pelle, degli occhi, dei capelli, dei nervi, della bocca, del tono muscolare, del tratto gastrointestinale. Funzionali al metabolismo dei grassi e delle proteine, forniscono energia agevolando i processi di conversione dei carboidrati in glucosio.

● La vitamina B1 (tiamina) facilita l'assimilazione dei carboidrati e contribuisce al buon funzionamento del tessuto nervoso. La troviamo negli asparagi, nella carne, nelle castagne, nei cereali, nella frutta secca, nei legumi, nelle patate, nelle uova.

● La vitamina B2 (riboflavina) è indispensabile al metabolismo energetico. La troviamo in: agretti, asparagi, broccoletti, broccolo verde, carne, cereali, cozze, fagioli, fagiolini, fave, fiore di zucca, funghi, latticini, lieviti, noci, prezzemolo, spinaci, uovo, verdura a foglia verde.

● La vitamina B3 (niacina) favorisce l'ossido-riduzione nel metabolismo, l'utilizzazione di proteine e lipidi, la sintesi degli ormoni sessuali. La troviamo nei broccoli, nei funghi, nel latte, nelle patate, nel pollo, nei pomodori, nel tonno, nelle uova.

● La vitamina B5 (acido pantotenico) conferisce agli acidi grassi un alto potenziale energetico ed è contenuta essenzialmente nelle uova.

● La vitamina B6 (piridossina) regola il metabolismo delle proteine ed è necessaria al funzionamento del sistema nervoso. La troviamo in: carne, legumi, noci, verdura.

● La vitamina B9 (acido folico) interviene nella sintesi degli acidi nucleici DNA e RNA e in quella degli aminoacidi, nella formazione dei globuli rossi, nel corretto sviluppo del tubo neurale, nell'accrescimento. La troviamo nei cereali, nella frutta secca, nei legumi, nei piselli, nei semi di girasole, negli spinaci.

● La vitamina B12 (cianocobalamina) è indispensabile per la costruzione di tutte le cellule e delle loro membrane, per il funzionamento di alcuni enzimi; per la produzione di globuli rossi, per l'accrescimento e per il buon funzionamento del tessuto nervoso. La troviamo in: cereali integrali, fegato, formaggi, lievito di birra, pesce, rognone, tuorlo d'uovo.

La vitamina C (acido ascorbico), idrosolubile e antiossidante, è necessaria per la crescita, per la cicatrizzazione dei tessuti, per il funzionamento della ghiandola surrenale, per la salute delle gengive, per la riduzione del livello di colesterolo e della pressione, per la formazione di collagene, per il metabolismo dell'acido folico, della tiroidina e della fenilalanina. Protegge dalle infezioni e rinforza il sistema immunitario. La vitamina C è specifica contro il raffreddore, svolge un ruolo di una certa importanza nella sintesi delle proteine strutturali, in quella degli ormoni e nelle funzioni di trasporto d'ossigeno. L'uso della Vitamina C in sinergia con la vitamina E esalta l'effetto di ciascuna di esse, potenziandone l'attività antiossidante. La troviamo negli agretti, negli agrumi, negli asparagi, nell'avocado, nelle barbabietole, nelle bietole, nelle cipolle, nelle crucifere, nel fegato, nell'indivia, nel melone, nel peperoncino, nei peperoni rossi, nei piselli, nei pomodori, nel pompelmo, nel prezzemolo, negli spinaci e nell'uva sultanina.

La vitamina D è liposolubile, calibra il metabolismo del calcio e del fosforo, agisce sulla calcificazione delle ossa favorendo la deposizione dei minerali. Regola la funzione immunitaria e la salute dei nervi, coopera alla taratura del battito cardiaco; contrasta rachitismo, osteoporosi, sclerosi multipla. La troviamo in: aringa, fegato di pollo, frattaglie, germe di grano, latte e derivati, sardina, salmone, tonno, uovo.

La vitamina E (tocoferolo), liposolubile, è un potente antiossidante, proficua nella prevenzione dell'invecchiamento e della cataratta, nel mantenimento del tono muscolare e nervoso e nelle malattie cardiovascolari ed è importante per la salute della pelle. Presente nei processi di coagulazione del sangue, aiuta la cicatrizzazione delle ferite e abbassa la pressione. Per poter mantenere un giusto livello di vitamina E nel sangue serve lo zinco. La troviamo in: arachidi, asparagi, avocado, burro, broccoli, cavolo, cereali integrali, frumento, mandorle, noci, nocciole, oli vegetali spremuti a freddo, ortica, pappa reale, polline, riso, tarassaco, uovo, verdura in foglie.

La vitamina H (biotina) è idrosolubile, promuove la crescita delle cellule, la produzione di acido grasso, il metabolismo di carboidrati, lipidi e proteine e l'utilizzo delle vitamine del gruppo B. Contribuisce anche a mantenere in salute le ghiandole sebacee, i tessuti nervosi e il midollo osseo.
La troviamo nella carne, nei cereali integrali, nel pollame, nel pesce di mare, nei semi di soia, nell'uovo.

La vitamina K è indispensabile alla formazione dell'impalcatura ossea, alla coagulazione del sangue e protegge dall'osteoporosi; è coinvolta nella trasformazione del glucosio in glicogeno, immagazzinato poi nel fegato. La troviamo in: avena, broccoli, carote, cavolo, cavolfiore, fegato, pomodori, tuorlo d'uovo, verdura a foglia scura, zucca gialla e, in quantità minori, nella carne, nei cereali, nei latticini, nei formaggi.

CIOCCOLATA

Infine un accenno alla cioccolata, nutriente ed energetica, ricca delle varietà di sostanze appena illustrate.

In origine (e ancora oggi a Modica) si confezionava addizionando zucchero alle fave di cacao o alla pasta di cacao; ora è prevalentemente prodotta con l'aggiunta di burro di cacao, pregiudicandone la genuinità.

Il cacao è costituito da grassi, aminoacidi essenziali (tra cui triptofano in abbondanza), sali minerali (tra cui magnesio in dose consistente); contiene caffeina e teobromina (alcaloidi) che, hanno una leggera azione di eccitazione sul sistema nervoso e sul cuore, oltre che tonica e diuretica.

Maggiore è la percentuale di cacao e migliore è la cioccolata. Piace ai bambini quanto agli anziani, ma ha un limite: può creare dipendenza.

CONSIGLI ALIMENTARI

L a dieta dimagrante è vista come un sacrificio verso cui è necessario prepararsi psicologicamente, e non come un'opportunità per stare meglio, per raggiungere il peso-forma desiderato e guadagnare in salute. Erroneamente un regime dietetico è ritenuto valido quando il calcolo delle calorie assunte nella giornata rientra in parametri convenzionali, in cui carboidrati e grassi non sono contemplati a causa del loro incisivo apporto calorico, ma i carboidrati sono zuccheri e in quanto tali creano l'energia per il nostro organismo e che i grassi ne sono la riserva.

L'energia è il fondamento d'ogni processo organico.
I carboidrati sono il combustibile per bruciare i grassi perché forniscono il glucosio per ossidarli e quindi trasformarli, utilizzarli e consumarli.
Quando i carboidrati sono insufficienti e il glucosio scarseggia, la demolizione dei grassi resta incompleta e si determina la formazione di corpi chetonici, che sono tra le molecole più tossiche che l'organismo possa produrre: «*Se il fuoco dei glucidi non è sufficientemente vivace, i grassi non bruciano completamente, e producono fumo. Il fumo è rappresentato dai corpi chetonici*» (John James Richard Macleod, premio Nobel per la Medicina nel 1923).

Discorso articolato per spiegare il valore dei carboidrati nelle diete dimagranti: essi sono la fonte d'energia che consente al corpo, e quindi al metabolismo, di funzionare al meglio; se l'energia è carente l'organismo non può lavorare, ossia "bruciare" e se non può "bruciare" non può neanche far eliminare il grasso in eccedenza.

Avere un'alimentazione varia e bilanciata basata sull'attivazione metabolica, garantisce il dimagrimento e il mantenimento del peso raggiunto e consente di tanto in tanto persino qualche eccesso alimentare senza compromettere la linea. Una dieta non può prescindere da tale presupposto e, piuttosto che essere focalizzata unicamente sulla riduzione e/o esclusione di determinati cibi, è impostata correttamente quando, tenendo conto dell'equilibrio glicemico e della funzionalità intestinale, è centrata sull'attivazione del metabolismo.

Ogni alimento è una risorsa preziosa di cui l'organismo si serve per svolgere i propri compiti; ogni singola sostanza partecipa ai processi metabolici che animano le funzioni organiche, sostenendo quelle vitali.
Gli alimenti, per poterne sfruttare al massimo il valore biologico, devono essere preferibilmente freschi e di stagione; alcuni sono reperibili nei mesi invernali, altri in quelli estivi (o almeno così dovrebbe essere, anche se adesso si trovano le ciliegie a gennaio e le arance a luglio) perché la natura ci offre tempestivamente ciò di cui abbiamo bisogno.

In primavera troviamo albicocche, ciliegie, fragole, nespole, pesche, pompelmi, prugne, arance.
Aglio, agretti, asparagi, bietole, borragine, broccolo, carote, cavolo cappuccio, cicoria, cime di rapa, cipolle, cipolline, cre-

scione, fagioli, fave, fiori di zucca, indivie, insalata da taglio, lattuga, lattughino, ortiche, patate novelle, piselli, porri, radicchio, rafano, rapa, rucola, scalogno, scarola, sedano, songino, spinaci, taccole, tarassaco, zucchine.

In estate abbiamo albicocche, amarene, anguria, ciliegie, fichi, fichi d'india, lamponi, mandorle, melone, mirtilli, more, pesca bianca, pesca gialla, prugne, ribes, uva.
Bietola, cetrioli, fagiolini, fiori di zucca, melanzane, patate, peperoni, pomodori, ravanelli, rucola, scalogno, zucchine.

In autunno ci sono cachi, castagne, clementine, melagrane, mele cotogne, nocciole, noci, olive, sorbe, uva.
Barbabietole, bietola, broccolo, cardi, cavolfiore, cavoli di Bruxelles, cavolo cappuccio, cavolo verza, cime di rapa, cipollotti, fagioli, finocchi, funghi, lenticchie, porri, radicchio, scalogno, sedano rapa, spinaci, zucca.

In inverno troviamo arance, cachi, castagne, mandarini, melagrane, olive.
Broccolo, cappuccina, carciofi, cardi, cavolfiori, cicoria, finocchi, funghi, indivia belga, porri, puntarelle, radicchio tardivo, rape, sedano rapa, tartufi, verza, zucca.

Gli alimenti freschi, per quanto possano essere contaminati da agenti inquinanti (nitriti, nitrati, pesticidi, fungicidi, ecc.), grazie alla loro vitalità preservano una propria capacità metabolica che gli permette di trasformare e smaltire buona parte della tossicità indotta.

Gli alimenti surgelati, per evitarne il deterioramento, sono trattati con sostanze chimiche come antibiotici, antimicotici, additivi (coloranti, conservanti, antiossidanti, acidificanti, emulsionanti, addensanti, edulcoranti), correttivi e stabilizzanti, che inevitabilmente ingeriamo e assorbiamo a nostro danno.

La scelta di stoviglie e utensili per la loro preparazione non è di secondaria importanza, perché condiziona la riuscita finale; infatti, più è veloce la cottura di un alimento, meno se ne alterano le proprietà nutritive.

INDICAZIONI GENERALI

L'alimentazione quotidiana dovrebbe sempre comprendere carboidrati, proteine, grassi, sali minerali e vitamine nelle giuste proporzioni e quantità.

Prima colazione

La prima colazione è basilare; saltarla per mancanza di tempo o per timore d'ingrassare mette in difficoltà l'organismo, che ha bisogno di una gamma di sostanze che gli permettano di coadiuvare i processi metabolici dell'intera giornata e produrre energia.

Deve assicurare un apporto sufficiente di zuccheri, grassi e proteine: caffellatte (per chi non ha intolleranza al latte), pane tostato con miele (consigliato a chi soffre di stitichezza per il suo effetto blandamente lassativo) o marmellata; oppure caffè o tè o orzo, pane tostato con burro e marmellata oppure pane e prosciutto crudo o bresaola con spremuta fresca di arancia o di pompelmo.

Combinazioni di nutrienti complementari, per merito delle quali le proteine e i grassi del latte o del burro ritardano il rilascio degli zuccheri del pane e ancor più della marmellata; lo stesso dicasi per le proteine del prosciutto crudo o della bresaola, che garantiscono un adeguato apporto energetico prolungato nel tempo.

Del caffè se ne conoscono bene aroma e gusto, meno le caratteristiche nutrizionali.
Ricco di sostanze nutritive, contiene proteine, grassi, zuccheri, sali minerali e antiossidanti tra cui i tannini.
La caffeina è la sostanza che lo caratterizza: è un alcaloide che vivacizza il sistema nervoso centrale e pertanto, mentre riduce la sonnolenza, la stanchezza fisica e mentale, potenzia la concentrazione e la memoria.
Come ogni altro alimento, non crea problemi all'organismo se non si esagera e tre caffè al giorno sono un buon compromesso: uno al mattino aiuta ad iniziare bene la giornata per la sua carica adrenergica e un altro a metà mattina o a metà pomeriggio (se non interferisce sul riposo notturno) permette di sostenere al massimo le attività diurne. Dopo pranzo facilita la digestione perché favorisce la secrezione dei succhi gastrici e lo svuotamento dello stomaco.

Il caffè, che è un forte stimolante del metabolismo (da cui deriva l'effetto diuretico), disturba, specialmente se preso amaro e a stomaco vuoto, la normale dinamicità del fegato, il quale si trova per questo motivo a dovere gestire un carico maggiore di sostanze di scarto (cataboliti) prodotte dal lavoro metabolico.
Il fegato, per espletare correttamente la propria funzionalità, ha bisogno di energia che gli viene fornita dai carboidrati: ciò spiega il beneficio che gli procura lo zucchero nel caffè.
La percentuale di caffeina contenuta in una tazzina è

direttamente proporzionale al suo tempo d'estrazione e quindi quello di casa con la moka, che fuoriesce lentamente, è più forte dell'espresso che, per l'alta pressione del vapore, viene estratto più velocemente.

Pranzo

Il pranzo deve consentirci di proseguire le occupazioni diurne senza cali energetici, fisici e mentali.
Sono indicate le proteine, che eccitano il sistema nervoso e sostengono la vivacità intellettiva; accompagnate da un contorno, da una piccola quota di carboidrati e da un frutto, costituiscono un pasto bilanciato.

Carne o pesce o uova, verdura cruda, pane e frutta, sono il pranzo ideale.
È preferibile che anche i formaggi siano consumati a pranzo perché, contenendo proteine, grassi, sali minerali e zuccheri, sono molto nutrienti e perché, soprattutto quelli stagionati, costituiti da sostanze (taurina e tiramina) che eccitano troppo il sistema nervoso, la sera interferirebbero negativamente con il sonno.

Consigliati: ricotta, mozzarella e stracchino uniti a verdura cotta, pane e frutta.
L'associazione del formaggio con la verdura cotta serve ad evitare blocchi della funzionalità intestinale che, per le caratteristiche nutrizionali del formaggio stesso, tenderebbe a rallentare.

Cena

A cena, per assicurarsi un buon riposo notturno, sono

consigliati i carboidrati che, accompagnati da un contorno cotto e un contorno crudo, conciliano il sonno (grazie al triptofano contenuto): pasta o riso o patate o polenta o orzo ecc., verdura cotta e verdura cruda.
La frutta, in questo caso, è sconsigliata per evitare un carico smisurato di zuccheri.

SCHEMA ALIMENTARE

Premesso che un programma alimentare non può essere improvvisato e, per quanto generico, deve essere personalizzato, suggerisco un esempio di dieta per un organismo in cui la funzionalità intestinale, l'equilibrio glicemico, i movimenti ormonali e la pressione sanguigna sono nella norma e ovviamente in assenza d'intolleranza al glutine (ipersensibilità a questa proteina, contenuta in quasi tutti i cereali e in tanti altri alimenti, che causa fastidi all'organismo) e di allergie (in soggetti predisposti possono scatenare reattività allergenica alcuni alimenti: latte e derivati, maiale, uova, pollo, pesce, pomodori verdi, fragole, kiwi, pesche, lieviti, vino).

In linea con quanto precisato sulla scelta degli alimenti, è opportuno, per quanto possibile, uniformare i menu alle stagioni.

In qualsiasi periodo dell'anno la prima colazione è sempre indispensabile per attivare al meglio il metabolismo e assicurarsi il pieno energetico per la giornata.

Per comodità ripetiamo: latte e caffè con pane tostato, marmellata o miele oppure caffè o tè o orzo con pane tostato burro e marmellata oppure pane e prosciutto crudo e una spremuta fresca di arancia o di pompelmo.

Menu estivo

GIORNO I	**Pranzo:** petto di tacchino in padella con prezzemolo, aglio, olio extravergine d'oliva e sale; insalata mista (senza pomodoro e mais); pane; fragole. **Cena:** tagliatelle con sugo di pomodoro fresco e basilico; zucchine trifolate; indivia belga in insalata.
GIORNO II	**Pranzo:** pesce in padella; cetrioli; pane; mela. **Cena:** spaghetti aglio, olio, peperoncino; radicchio ai ferri; pomodoro in insalata con cipolla cruda.
GIORNO III	**Pranzo:** uova al piatto; cappuccina in insalata; pane; pompelmo. **Cena:** penne all'arrabbiata; indivia belga ai ferri; lattuga in insalata.
GIORNO IV	**Pranzo:** ricotta; fagiolini bolliti; pane; fragole. **Cena:** tagliatelle al pesto; peperoni arrosto; insalata mista (senza pomodoro e mais).
GIORNO V	**Pranzo:** straccetti in padella con prezzemolo, aglio, olio extravergine d'oliva e sale; carote crude; pane; pompelmo. **Cena:** pomodori con riso; melanzana ai ferri; cappuccina in insalata.
GIORNO VI	**Pranzo:** pesce arrosto; indivia belga in insalata; pane; pesca. **Cena:** patate al cartoccio; zucchine marinate; indivia riccia in insalata.
GIORNO VI	**Pranzo:** hamburger; pomodoro in insalata con cipolla cruda; pane; melone. **Cena:** fusilli con sugo di pomodoro fresco e basilico; scarola ripassata; cetrioli.

Menu invernale

GIORNO I	**Pranzo:** petto di tacchino in padella con prezzemolo, aglio, olio extravergine d'oliva e sale; insalata mista (senza pomodoro e mais); pane; kiwi. **Cena:** farro con sugo di pomodoro fresco e basilico fresco; verza ripassata; finocchio in pinzimonio.
GIORNO II	**Pranzo:** pesce in padella; indivia riccia in insalata; pane; mela. **Cena:** spaghetti aglio, olio, peperoncino; radicchio ai ferri; insalata mista (senza pomodoro e mais).
GIORNO III	**Pranzo:** frittata di cardi; pane; arancia. **Cena:** penne all'arrabbiata; indivia belga ai ferri; cappuccina in insalata.
GIORNO IV	**Pranzo:** ricotta; broccolo ripassato; pane; mela. **Cena:** riso e lenticchie; finocchio in pinzimonio.
GIORNO V	**Pranzo:** straccetti; songino; pane; pompelmo. **Cena:** polenta con sugo di pomodoro fresco e basilico; cicoria ripassata; insalata mista (senza pomodoro e mais).
GIORNO VI	**Pranzo:** pesce arrosto; indivia belga in insalata; pane; mandarini. **Cena:** gnocchi al sugo di pomodoro fresco e basilico fresco; carciofi alla romana; indivia riccia in insalata.
GIORNO VI	**Pranzo:** hamburger; cavolo cappuccio in insalata; pane; melagrana. **Cena:** orzo con sugo di pomodoro fresco e basilico fresco; cavolfiore ripassato; lattuga in insalata.

QUANTITÀ INDICATIVE

Tendiamo a saziarci di ciò che piace, escludendo il resto; a riguardo uno schema di riferimento sulle quantità aiuta a regolarsi sulle porzioni, in modo che i pasti siano completi di tutti i nutrienti.

	Donna	Uomo
Pasta, riso, orzo, farro, polenta, ecc.	100 GR.	150 GR. (SENZA L'AGGIUNTA DI PANE O DI ALTRI CARBOIDRATI)
Carne	140 GR.	180 GR.
Uova	2	2
Pesce (il netto che si mangia, pesato da cotto)	160 GR.	200 GR.
Formaggio ricotta, mozzarella	160 GR.	180 GR.
Stracchino	140 GR.	160 GR.
Verdura cotta (pesata da cotta)	150 GR.	200 GR.
Pane	40 GR.	70 GR.

PASTI SOSTITUTIVI E COMPENSATIVI

Il segreto del successo di un regime dimagrante è quello di conformarsi e adattarsi allo stile di vita di ognuno e non viceversa; quando una dieta interferisce e condiziona le abitudini quotidiane, diviene un limite e la scusa per non portarla a termine.

Mangiare fuori casa non costituisce un problema e, se si osservano i criteri principali di un'alimentazione sana e corretta, ci si può "arrangiare" facilmente; al bar, alla tavola calda, al ristorante possiamo sempre scegliere.

In linea di principio, per restare in forma è meglio non associare mai nello stesso pasto carne con formaggio, pesce con carne, pesce con formaggio; verdure cotte e tipi di frutta diversi tra loro. L'unione di alimenti differenti dello stesso genere (per esempio proteine: carne, pesce, formaggio), frena il metabolismo perché vengono attivati contemporaneamente processi digestivi che richiedono tempi distinti per alimento e, se il metabolismo rallenta, non si dimagrisce.

Al pesce bisognerebbe associare la verdura cruda e al formaggio quella cotta.

Il pesce mediante lo iodio stimola la tiroide che attiva il metabolismo e la verdura cruda, ricca d'acqua di vegetazione, favorisce l'espulsione dei cataboliti prodotti dal lavoro metabolico.

Il formaggio, per la sua azione coagulante, tende a frenare il transito intestinale, ma l'associazione alla verdura cotta ne attenua l'effetto costipante.

Esempi: mentre sono sconsigliati sia il panino con prosciutto e formaggio che quello con pomodoro e mozzarella, sono valide alternative il tramezzino con tonno e pomodoro, oppure con mozzarella e spinaci, o il panino con bresaola e ruchetta; tutti possibilmente accompagnati da una spremuta fresca di arancia o di pompelmo e da tè caldo.

Sono associazioni alimentari veloci, per chi non ha tempo

di sedersi a tavola, sufficienti a sostenere gli impegni della giornata fino alla sera, con un apporto complessivo soddisfacente dei nutrienti fondamentali.

Il tè, con la teina, dà una spinta e tiene vivo il metabolismo che, a sua volta, ci consente di non prendere peso.

A fronte di un apporto considerevole di carboidrati assunti a pranzo, la sera è consigliato un secondo piatto accompagnato da un contorno, da una minima quantità di carboidrati e da un frutto: petto di tacchino in padella, cicoria ripassata, una fetta di pane, una mela.

Ci sono giorni in cui non si riesce a seguire un regime corretto, o perché circostanze di convivialità ne rendono difficile l'attuazione, o perché si mangia in maniera disordinata e di continuo, con strascico di sensazione di pesantezza e gonfiore.

In questi casi, trattandosi di un'eccezione, la linea non ne risente se poi si compensano gli extra con un pasto drenante che faciliti la loro eliminazione: duecentocinquanta grammi di yogurt naturale intero e mezzo melone, oppure due banane, oppure duecentocinquanta grammi di fragole o frutti di bosco; o una porzione di verdura cotta e una di verdura cruda, come duecentocinquanta grammi di verza ripassata e un finocchio o due carciofi alla romana e un'insalata mista (senza pomodoro, perché i sali minerali di cui esso è ricco fanno trattenere nell'organismo l'acqua di vegetazione dell'insalata, causando ritenzione e gonfiore).

ASSOCIAZIONI ALIMENTARI SCONSIGLIATE

Combinazioni di alimenti che contrastano il dimagrimento, sfavorendo la perdita di peso sono: mozzarella e pomodoro, per la ricchezza di nutrienti e soprattutto di sali minerali hanno un'azione antidiuretica, con ritenzione di liquidi; prosciutto e mozzarella, per la loro differente tipologia di proteine, impegnano contemporaneamente diversi processi digestivi ostacolando il metabolismo e minestrone, antidiuretico causato per l'entità di sali prodotti da vari ortaggi bolliti insieme.

SPECCHIETTO RIASSUNTIVO

Un riepilogo delle buone abitudini può orientare favorevolmente le scelte alimentari:

● Tre pasti al giorno (prima colazione, pranzo e cena) sono sufficienti per un individuo adulto; mentre a un bambino che deve crescere, a una donna che allatta, a un atleta che svolge attività fisica intensa sono consigliati anche spuntini intermedi.

● Variare sempre gli alimenti, per attingere a più sostanze possibili; se ci nutriamo sempre dei medesimi cibi, il nostro corpo, che usufruisce solo della parte di cui ha bisogno, accumula il surplus a livello adiposo (cioè grasso).

● Scegliere alimenti freschi e di stagione, per sfruttarne al massimo il loro potere nutrizionale.

● Adoperare olio extravergine d'oliva per condire, cuocere e friggere, per la ricchezza dei suoi nutrienti contenuti.

● Proteine a pranzo e carboidrati a cena; le prime per stimolare il metabolismo e sostenere le attività mentali e fisiche della giornata, i secondi per garantire un buon riposo notturno e fornire al fegato, attraverso gli zuccheri a lento rilascio dei carboidrati, l'energia per la sua attività detossicante.

● Al pesce associare preferibilmente verdura cruda, al formaggio verdura cotta; combinazioni che non mettono in difficoltà l'organismo, non depotenziano il metabolismo e quindi non interferiscono con il dimagrimento.

● Consumare la frutta a fine pasto, perché favorisce la digestione e fornisce al fegato zuccheri e quindi energia per il suo lavoro.
La frutta presa fuori pasto provoca variazioni glicemiche responsabili dello stimolo della fame.

● Non assumere mai nello stesso pasto tipi differenti di proteine, di carboidrati, di verdura cotta e di frutta, perché impegnerebbero troppo i processi digestivi, con inevitabile restrizione dell'attività metabolica e quindi del dimagrimento.

● Concedersi mezzo bicchiere di vino rosso a pasto, per la ricchezza delle sostanze benefiche contenute.

● Non bere caffè amaro, soprattutto a stomaco vuoto; meglio con l'aggiunta di zucchero per attenuare l'impatto sul fegato.

RICETTE

U na dieta dimagrante, per quanto possa essere impegnativa, è semplificata da precise procedure da seguire, che guidano e rassicurano. La possibilità di attenersi a uno schema prestabilito, sia che si tratti di indicazioni di carattere generale, che di specifiche prescrizioni, consente di applicarlo con tranquillità e di evitare di commettere sbagli.

Terminato il periodo della "dieta stretta", ne inizia uno più delicato e forse più complicato perché, non avendo più stringenti direttive da rispettare, si corre il rischio di restare disorientati e di compromettere i risultati conseguiti.

Per non perdere i benefici ottenuti, si deve proseguire con una "dieta di mantenimento" che, sulla base dei principi illustrati, contempli una molteplicità di menù e per questo possono essere di valido aiuto le ricette suggerite.

Tradizione famigliare, gusto personale, pratica quotidiana e una buona dose di pigrizia, ci portano a preparare e consumare gli stessi cibi ripetutamente, privando così il nostro corpo di parecchi elementi nutrizionali; è bene invece variarli spesso.

La modalità di cottura condiziona l'effetto del cibo sull'organismo: una zucchina bollita non ha lo stesso esito della zucchina trifolata o della zucchina marinata o ancora della zucchina in pastella o di quella fritta dorata, in quanto i nutrienti saranno ceduti e metabolizzati con modalità e tempi diversi a seconda del tipo di elaborazione.

La mela cruda è lassativa, quella cotta ha azione astringente. La camomilla è calmante solo se lasciata in infusione un minuto al massimo, altrimenti diventa eccitante. La cipolla cruda è ipoglicemizzante, se cotta si trasforma in iperglicemizzante.

Questi alcuni tra i tanti riferimenti, che sono parte di un discorso ampio e complesso definito in anni di ricerca, osservazione e verifica.

Cucinare in modo salutare e gustoso non è complicato e lo si può constatare provando le seguenti ricette che sono sane, semplici e veloci da realizzare.

PRIMI PIATTI

Pappardelle al ragù di carne

Preparazione del ragù: tritare su un tagliere sedano, carota, cipolla, aglio e prezzemolo fresco. Mettere il mix d'ingredienti tritati in una casseruola con olio extravergine d'oliva, rosolare pochi istanti e aggiungere la carne macinata (a scelta). Cuocere per alcuni minuti, poi sfumare con vino (preferisco il rosso) e lasciare che evapori. Aggiungere pomodoro fresco tagliato a pezzetti e ultimare la cottura tenendo presente che il sugo è pronto quando l'olio si separa dal pomodoro; salare a piacere. Cuocere le pappardelle in acqua bollente salata, scolarle e condirle con il sugo preparato.

Dosi/quantità: per 100 gr. di pasta, 50 gr. di carne ma-

cinata, mezza carota, un quarto di cipolla, una costa di sedano, qualche foglia di prezzemolo fresco, 100 gr. di pomodoro fresco.

Patate al cartoccio

Lavare bene le patate, avvolgerle nella carta stagnola e cuocerle in forno già caldo per un'ora circa a 180°C. Tagliarle in due e condirle con burro e sale fino marino oppure con olio extravergine e sale fino marino.

Patate al prezzemolo

Lavare, sbucciare e tagliare a tocchetti le patate, metterle in pentola con due cucchiai d'olio extravergine d'oliva, uno spicchio d'aglio intero, prezzemolo fresco tritato e acqua fredda in quantità necessaria a ricoprirle. Portare a ebollizione e fare cuocere per il tempo necessario. Salare a piacere.

Patate fritte

Sbucciare le patate, tagliarle a bastoncini e sciacquarle ripetutamente sotto l'acqua corrente. Asciugarle bene e friggerle in padella con olio extravergine d'oliva. Scolarle su carta paglia e salare a piacere.
Per ottenere una frittura dorata e croccante, utilizzare una padella a bordi aperti e non cuocere contemporaneamente troppe patate.

Patate e porri

Tagliare i porri e soffriggerli in padella con aglio e olio

extravergine d'oliva. Unire le patate tagliate a tocchetti e rosolarle per qualche minuto, quindi aggiungere acqua bollente (fredda interromperebbe la cottura) nella quantità sufficiente a coprire patate e porri. Salare quanto basta e cuocere per il tempo necessario.

Dosi/quantità: per due patate, occorrono due porri.

Penne all'arrabbiata

Soffriggere aglio in padella con olio extravergine d'oliva, aggiungere pomodoro fresco tagliato a pezzetti, cuocere fino a quando il pomodoro si separa dall'olio. Terminata la cottura, salare a piacere e aggiungere peperoncino fresco tritato.
Cuocere le penne in acqua bollente salata, scolare e condire con il sugo preparato.

Dosi/quantità: per 100 gr. di pasta, mezzo spicchio d'aglio, tre cucchiai di olio extravergine d'oliva, 200 gr. di pomodoro fresco.

Rigatoni con pomodoro e basilico

Soffriggere in padella cipolla tagliata sottile con olio extravergine d'oliva, aggiungere pomodoro fresco a pezzetti e far proseguire la cottura fino a quando il pomodoro si separa dall'olio. Aggiungere sale marino fino e basilico fresco.

Cuocere i rigatoni in acqua bollente salata, scolare e condire con il sugo già preparato e con parmigiano reggiano.

Dosi/quantità: per 100 gr. di pasta, un quarto di cipolla, tre cucchiai d'olio extravergine d'oliva, 200 gr. di pomodoro fresco, parmigiano reggiano grattugiato quanto basta.

Riso alle erbe

Cuocere il riso in acqua bollente salata, scolarlo e condirlo con burro e parmigiano reggiano. Infine aggiungere un tritato di salvia, rosmarino, prezzemolo e basilico freschi.

Dosi/quantità: per 100 gr. di pasta, 30/40 gr. di burro, un cucchiaino di odori tritati, uno/due cucchiai di parmigiano reggiano grattugiato.

Riso allo zafferano

Sciogliere a caldo lo zafferano (meglio se in pistilli) nella crema di latte.
Cuocere il riso in acqua bollente salata, scolarlo e condirlo con burro e parmigiano reggiano e aggiungere la crema di latte allo zafferano.

Dosi/quantità: per 100 gr. di riso, 30 gr di burro, mezza tazzina da caffé di crema di latte, quattro/cinque pistilli di zafferano, uno/due cucchiai di parmigiano reggiano grattugiato.

Riso e lenticchie

Bollire le lenticchie con sedano, cipolla e carota per mezz'ora, senza aggiungere il sale che le farebbe indurire.

Soffriggere aglio in olio extravergine d'oliva in una padella, ripassarci le lenticchie, salare e aggiungere l'acqua in cui sono state cotte precedentemente. Quando quest'ultima comincia a bollire, aggiungere il riso e cuocere per il tempo necessario.

Dosi/quantità: per 100 gr. di riso, 150/200 gr. di lenticchie pesate da cotte.

Risotto all'ortica

Soffriggere per pochissimo tempo burro e cipolla in una pentola, aggiungere il riso e rosolarlo alcuni istanti, allungare gradualmente con acqua bollente, mescolando continuamente. A fine cottura (che varia in base al tipo di riso scelto) aggiungere l'ortica a pezzetti e salare a piacere. Infine condire con parmigiano reggiano grattugiato.

Dosi/quantità: per 100 gr. di riso, 30 gr. di burro, ¼ di cipolla, una manciata di ortica, uno/due cucchiai di parmigiano reggiano.

Spaghetti alle vongole

Fare spurgare le vongole mettendole a mollo in un recipiente con acqua e sale marino per qualche ora, avendo l'accortezza di sostituire alcune volte l'acqua.

Preparare in una padella un soffritto con aglio e olio extravergine d'oliva; aggiungere le vongole scolate, coprirle e far proseguire la cottura finché non si aprano tutte rilasciando il proprio sughetto; completare infine con prezzemolo e peperoncino freschi tritati.

Cuocere gli spaghetti in acqua bollente salata; scolarli e condirli con le vongole preparate.

Dosi/quantità: per 100 gr. di pasta, 350/400 gr. di vongole fresche, mezzo spicchio d'aglio, tre cucchiai d'olio extravergine d'oliva, prezzemolo e peperoncino a piacere.

Tagliatelle al pesto

Pestare o tritare basilico fresco ben lavato, pinoli e aglio. Aggiungere, a seconda dei gusti, pecorino o parmigiano reggiano, olio extravergine d'oliva e sale fino marino a piacere.
Cuocere le tagliatelle in acqua bollente salata e condirle con il pesto preparato.

Dosi/quantità: per 100 gr. pasta, un ciuffo di basilico, un cucchiaio di pinoli, mezzo spicchio d'aglio, due cucchiai di pecorino o parmigiano reggiano.
Per chi non gradisce l'aglio, preparare il pesto con basilico fresco, pinoli, burro e parmigiano reggiano grattugiato.

Tagliatelle ai fiori di zucca

Cuocere le tagliatelle in acqua bollente salata, scolarle e condirle con i fiori di zucca crudi, lavati e tagliati a strisce, olio extravergine d'oliva, prezzemolo e peperoncino freschi tritati, aglio crudo a pezzettini e sale marino fino.

Dosi/quantità: per 100 gr. di pasta, tre fiori di zucca, mezzo spicchio d'aglio, tre cucchiai d'olio extravergine d'oliva, prezzemolo e peperoncino a piacere.

Tagliolini al limone

Cuocere i tagliolini in acqua bollente salata, scolarli e condirli con burro, parmigiano reggiano e mezza tazzina da caffé di crema di latte bollente in cui sia stata grattugiata la scorza di mezzo limone precedentemente ben lavato.

Dosi/quantità: per 100 gr. di pasta, 30 gr. burro, mezza tazzina da caffé di crema di latte, uno/due cucchiai di parmigiano reggiano grattugiato.

SECONDI PIATTI

Abbacchio a scottadito

Ungere la carne con olio extravergine d'oliva e cuocerla su una griglia di ghisa già calda. Terminata la cottura (circa 10 minuti), aggiungere sale fino marino e succo di limone per migliorarne la digeribilità.

Dosi/quantità: circa 200 gr. di abbacchio, compreso l'osso, a persona.

Coniglio alla cacciatora

Tagliare il coniglio a bocconcini, metterlo a cuocere per qualche minuto a fuoco lento in una padella con olio extravergine d'oliva e lasciare evaporare la parte liquida ceduta dalla carne. Aggiungere sale fino marino e un pesto d'aglio, rosmarino e aceto di vino. Quando l'aceto sarà evaporato, aggiungere peperoncino fresco tritato.

Dosi/quantità: circa 180 gr. di coniglio a persona.

Fettina alla pizzaiola

Cuocere parzialmente le fettine di vitella in padella con prezzemolo, aglio, olio extravergine d'oliva e sale fino marino.
Togliere la carne dalla padella; aggiungere, nella stessa padella, pomodoro fresco tagliato a pezzetti ed origano e portare avanti la cottura fino a quando l'olio si separa dal pomodoro.
Rimettere la carne nella padella con il sugo di pomodoro e ultimare la cottura.

Dosi/quantità: circa 150 gr. di fettine a persona.

Fettina panata

Passare la fettina di vitella prima nell'uovo sbattuto e poi nel pane grattugiato; friggerla in olio extravergine d'oliva, scolarla su carta paglia assorbente e salare a piacere.

Dosi/quantità: circa 150 gr. di fettina, senza panatura, a persona.

Involtini

Preparare le fettine di vitella mettendo al centro un tritato di carota, sedano e cipolla. Arrotolare la carne e appuntarla con uno stecchino. Cuocere in padella con olio extravergine d'oliva a fuoco medio per fare evapo-

rare l'acqua rilasciata.
A fine cottura, sfumare con vino (preferisco il rosso) e salare a piacere.

Dosi/quantità: circa 150 gr. di fettine pulite a persona.

Omelette al formaggio

Sbattere le uova in un piatto fondo, versarle in una padella con olio extravergine d'oliva bollente e lasciare cuocere a fuoco medio/basso. Al termine della cottura aggiungere una fetta di fontina o di mozzarella, avvolgere la frittata su se stessa e coprire la padella a fuoco spento, lasciando fondere il formaggio.

Dosi/quantità: due uova a persona.

Pesce al pomodoro

Soffriggere in padella aglio in olio extravergine d'oliva, aggiungere il pomodoro fresco tagliato a pezzetti e cuocere fino a quando l'olio si separa dal pomodoro. Unire il pesce lasciandolo cuocere finché l'olio si separa nuovamente dal pomodoro. Infine aggiungere sale marino fino e peperoncino fresco tritato.

Dosi/quantità: circa 180 gr. di filetto di pesce o di crostacei puliti, oppure 250 gr. di pesce intero a persona.

Pesce in padella

Cuocere il pesce in padella con aglio, olio extravergine

d'oliva, succo di limone e prezzemolo fresco; salare a piacere.

Dosi/quantità: circa 180 gr. di filetto di pesce o di crostacei puliti, oppure 250 gr. di pesce intero a persona.

Petto di pollo al limone

Sciogliere una noce di burro nella padella, aggiungere il petto di pollo e il succo di un limone, cuocere lasciando che il burro e il succo fresco di limone si amalgamino formando una salsa densa; il pollo è pronto quando sarà caramellato. Infine, salare a piacere.

Dosi/quantità: mezzo petto di pollo e un limone a persona.

Petto di tacchino all'ananas

Sciogliere una noce di burro in una padella, aggiungere il petto di tacchino con qualche fettina d'ananas e quando sarà caramellato è pronto da mangiare; salare a piacere.

Dosi/quantità: circa 160 gr. di petto di tacchino a persona.

Petto di tacchino al pompelmo

Sciogliere una noce di burro nella padella, unire il petto di tacchino rosolandolo per alcuni istanti da entrambe le parti. Aggiungere il succo fresco di mezzo pompelmo, cuocere lasciando che il burro e il succo di pompelmo si amalgamino formando una salsa densa e quando sarà caramellato è pronto da mangiare. Salare a piacere.

Dosi/quantità: circa 160 gr. di petto di tacchino e mezzo pompelmo a persona.

Saltimbocca alla romana

Appuntare con uno stecchino alle fettine di vitella prosciutto crudo e una foglia di salvia. Sistemare le fettine con il prosciutto rivolto verso il fondo della padella, aggiungere olio extravergine d'oliva e cuocere a fuoco medio per il tempo necessario. Non aggiungere sale.

Dosi/quantità: circa 150 gr. di fettine pulite a persona.

Scaloppina al vino bianco

Passare le fettine di vitella nella farina e cuocerle in padella con burro caldo, sfumandole con vino bianco; salare a cottura ultimata.

Dosi/quantità: circa 160 gr. di fettine pulite a persona.

Sogliola alle mandorle

Sciogliere una noce di burro a fuoco basso in una padella, aggiungere la sogliola intera con la pelle e lasciarla cuocere lentamente. A fine cottura, togliere il pesce, spellarlo e pulirlo; quindi rimetterlo nella padella di cottura con una manciata di mandorle tritate e far cuocere ancora per due-tre minuti, sempre a fuoco lento. Salare a piacere.

Dosi/quantità: una sogliola grande e venti mandorle tritate a persona.

Uova al piatto

Strofinare con burro, oppure con olio extravergine d'oliva, la superficie di un piatto piano posto su una pentola con acqua che bolle, rompervi sopra le uova, coprire con un coperchio e lasciare cuocere a vapore. Quando l'albume da trasparente diventa bianco, cospargere la superficie delle uova con un velo di parmigiano reggiano e il piatto è pronto.

Dosi/quantità: due uova a persona.

CONTORNI

Carciofi alla romana

Pulire i carciofi eliminando le foglie esterne più dure e l'eventuale "barbetta" al centro, lavarli accuratamente sotto l'acqua corrente e strofinarli con limone per impedire che anneriscano.

Al centro del fiore del carciofo mettere mezzo spicchio d'aglio, prezzemolo fresco tritato, olio extravergine d'oliva e un pizzico di sale marino fino. Sistemare i carciofi in un tegame a bordi alti con "la testa" rivolta verso il fondo, cospargerli di olio extravergine d'oliva e salarli quanto basta. Coprire e far procedere la cottura lentamente, a fuoco moderato, per evitare che i carciofi si brucino.

Dosi/quantità: due carciofi a persona.

Carciofi fritti dorati

Pulire i carciofi eliminando le foglie esterne più dure e l'eventuale "barbetta" centrale; lavarli accuratamente sotto l'acqua corrente e strofinarli con limone per impedire che anneriscano.

Tagliare i carciofi a spicchi, non troppo spessi, passarli nella farina e successivamente nell'uovo sbattuto. Friggere in padella con olio extravergine d'oliva bollente; scolarli su carta paglia e salare a piacere.

Dosi/quantità: un carciofo a persona.

Cardi ripassati

Sfilare le coste dei cardi eliminando le parti filacciose, tagliarle a rettangoli lunghi dieci centimetri e sbollentarle appena. Scolare e ripassarle in padella con aglio e olio extravergine d'oliva. A fine cottura salare a piacere.

Dosi/quantità: circa 200 gr. di cardi a persona.

Cipolle al forno

Tagliare le cipolle a metà, sistemarle in una teglia con olio extravergine d'oliva, sale fino marino a piacere e qualche goccia di vino rosso. Cuocere in forno per circa quaranta minuti a 160 gradi.

Dosi/quantità: due cipolle di grandezza media a persona.

Finocchi gratinati

Tagliare a spicchi i finocchi ben lavati e sbollentarli. Scolarli e metterli in una teglia con olio extravergine d'oliva e sale fino marino a piacere; spolverarli con pane grattugiato e cuocere in forno fino a che siano gratinati.

Dosi/quantità: due finocchi a persona.

Funghi trifolati

Lavare i funghi sotto l'acqua corrente, tagliarli a spicchi e cuocerli in padella con olio extravergine d'oliva, aglio e sale fino marino; a cottura ultimata aggiungere prezzemolo fresco tritato.

Dosi/quantità: circa 150 gr. funghi a persona.

Indivia belga con besciamella

Lessare l'indivia belga, scolarla e sistemarla in una teglia, aggiungere latte fresco intero quanto basta, farina, una noce di burro. Cuocere in forno a 180 gradi per 40 minuti. Salare a piacere.

Dosi/quantità: due indivie belghe a persona.

Melanzane trifolate

Lavare e tagliare a tocchetti le melanzane con la buccia. Metterle in padella con aglio e olio extravergine d'oliva e cuocere a fuoco medio per il tempo necessario. A fine cottura salare a piacere e aggiungere prezzemolo e peperoncino freschi tritati.

Dosi/quantità: una melanzana a persona.

Peperoni arrosto

Arrostire su una piastra i peperoni precedentemente lavati, girandoli spesso per non farli bruciare. A cottura ultimata chiuderli per alcuni minuti in un sacchetto di carta affinché il vapore acqueo formatosi ne faciliti la spellatura. Tagliare a strisce e condire con aglio, olio extravergine d'oliva, prezzemolo fresco tritato e sale marino fino.

Dosi/quantità: due peperoni a persona.

Peperoni in padella

Tagliare i peperoni a striscioline e cuocerli in padella, senza coperchio, con olio extravergine d'oliva e cipolla tagliata fine, per il tempo necessario; salare a piacere.

Dosi/quantità: due peperoni a persona.

Radicchio al forno

Tagliare il radicchio a spicchi e sistemarlo in una teglia unta con olio extravergine d'oliva. Cuocere in forno a 180 gradi per 20 minuti. Spegnere il forno e coprire il radicchio con una fettina di fontina o groviera o mozzarella e lasciare che il formaggio fonda.

Dosi/quantità: un radicchio a persona.

Zucchine marinate

Lavare e tagliare le zucchine a fettine, friggerle in padella con olio extravergine d'oliva. Scolarle su carta paglia e condirle con prezzemolo fresco e aglio crudo tritati, sale fino marino e qualche goccia di aceto.

Dosi/quantità: due zucchine a persona.

FRUTTA/DESSERT

Frutta cotta

Lavare la frutta (mela o pera o pesca) sotto l'acqua corrente, tagliarla a spicchi con la buccia. Metterla in un padellino con due chiodi di garofano, un frammento di stecca di vaniglia, un quarto di scorza di limone, un cucchiaio raso di zucchero e una tazzina di vino rosso; quando la frutta sarà caramellata è pronta da mangiare.

Dosi/quantità: un frutto a persona.

Mela in pastella

Lavare la mela sotto l'acqua corrente, sbucciarla e tagliarla a fette; passare le fette nella pastella, friggerle in olio extravergine d'oliva bollente e scolarle su carta paglia.

Dosi/quantità: una mela a persona.

Come fare la pastella: versare in una ciotola farina "00", olio extravergine d'oliva, sale fino marino e acqua fredda di frigorifero; amalgamare gli ingredienti fino a ottenere un composto omogeneo.

Lasciare riposare la pastella in frigorifero per circa un'ora in modo che lo choc termico, procurato dall'impatto dell'alimento raffreddato con il calore dell'olio bollente, produca una frittura più croccante.

Dosi/quantità: una tazza di farina, un cucchiaio di olio extravergine d'oliva, un pizzico di sale, acqua quanto basta.

VARIE

Besciamella

Fondere il burro a bagnomaria (in una pentola dentro un'altra con acqua che bolle), aggiungere la farina, il sale fino marino e infine il latte con un'ombra di noce moscata a piacere e, sempre a bagnomaria, amalgamare gli ingredienti.

Dosi/quantità: 40 gr. di burro, 40 gr. di farina, ½ litro di latte.

Crocchette di melanzane

Sbollentare le melanzane precedentemente tagliate a tocchetti. Scolarle premendo con una forchetta per eliminare quanta più acqua possibile e passarle con il passatutto a fori larghi. Aggiungere un uovo, parmigiano reggiano, aglio e prezzemolo freschi tritati, sale fino marino e mescolare il tutto.

Preparare delle palline della misura desiderata, panarle

nel pane grattugiato (senza l'uovo) e friggerle in padella con olio extravergine d'oliva. Scolarle su carta paglia.

Dosi/quantità: per due melanzane di media grandezza, un uovo intero, mezzo spicchio d'aglio, parmigiano reggiano quanto basta.

Gateau di patate

Bollire le patate, sbucciarle e passarle con lo schiaccia-patate; quando l'impasto diventa tiepido unire uovo, mozzarella a tocchetti, prosciutto crudo a pezzetti e parmigiano reggiano grattugiato.
Dopo aver imburrato e cosparso il fondo di una teglia con pan grattato, versare dentro il composto e cuocere in forno a 180 gradi per circa mezz'ora.

Dosi/quantità: per due patate medie, un uovo intero, un etto di mozzarella, cinquanta grammi di prosciutto crudo, parmigiano reggiano quanto basta.

Fiori di zucca fritti

Eliminare le foglie esterne, aprire il fiore e lavarlo delicatamente lasciando il pistillo centrale. Inserire in ogni fiore un dadino di mozzarella, un filetto di alice sott'olio ben sgocciolata e chiuderlo avvitandone la cima; passarlo nella pastella (vedi mela in pastella) non troppo densa. Friggere in olio extravergine d'oliva e scolare su carta paglia.

Maionese

A mano: in una ciotola, mantenendo sempre lo stesso verso di rotazione, sbattere un tuorlo con olio extravergine d'oliva colato a filo molto lentamente per farlo ben amalgamare. Infine, quando il composto si sarà addensato, unire il succo fresco di limone (quanto basta) e sale fino marino.

Nel mixer: mettere un uovo intero e un tuorlo, un pizzico di sale, un cucchiaio d'olio extravergine d'oliva e qualche goccia di aceto.
Avviare il frullatore aggiungendo olio extravergine d'oliva colato a filo lentamente e, quando la maionese è pronta, aggiungere succo di limone a piacere; se necessario, aggiungere ancora olio extravergine d'oliva per ottenere la consistenza desiderata.

Mousse di ceci

Lasciare i ceci a bagno per almeno dodici ore, dopo averli ben sciacquati con acqua fredda.
Metterli in una pentola con cipolla, carota, sedano e fare bollire, a fuoco moderato, il tempo necessario alla cottura (circa due ore).

Soffriggere, in un tegame a parte, aglio, rosmarino e olio extravergine d'oliva; aggiungere i ceci già cotti per farli insaporire, quindi passarli con il passapomodoro e infine amalgamarli alla maizena.
Consumare la mousse di ceci con crostini di pane fritti (fettine di pane fritte in olio extravergine d'oliva).

Dosi/quantità: per 50 gr. di ceci crudi, un quarto di cipolla, una carota, una costa di sedano, uno spicchio di aglio, due cucchiai di olio extravergine d'oliva, un cucchiaino di maizena.

Parmigiana di melanzane

Tagliare le melanzane a fette abbastanza sottili e grigliarle su una piastra.
Stendere del sugo di pomodoro fresco con un filo d'olio extravergine d'oliva sul fondo di una teglia, disporre uno strato di melanzane, ancora pomodoro, olio extravergine d'oliva, mozzarella tagliata a dadini, basilico fresco strappato a piccoli pezzi e parmigiano reggiano. Ripetere fino a riempire la teglia. Terminare con pomodoro e parmigiano reggiano e cuocere in forno caldo a 180 gradi per circa venti minuti.

Dosi/quantità: per una melanzana media, un etto di mozzarella, sugo di pomodoro e parmigiano reggiano quanto basta.

Pomodori con riso

Asportare temporaneamente la parte superiore dei pomodori per poterli svuotare della polpa interna; mescolare quest'ultima con riso crudo, aglio e prezzemolo freschi tritati, sale fino marino e olio extravergine d'oliva. Riempire i pomodori con il preparato, richiuderli con la parte superiore precedentemente rimossa e messa da parte e cuocere in forno caldo a 180 gradi per quaranta minuti circa.

Dosi/quantità: per un pomodoro, 40 gr. di riso crudo.

Purea di patate

Bollire le patate, sbucciarle e passarle con lo schiaccia-patate. Aggiungere una noce di burro, latte bollente quanto basta, sale fino marino e parmigiano reggiano a piacere. Mescolare amalgamando gli ingredienti, senza rimettere la purea sul fuoco.

Dosi/quantità: per due patate medie, 40 gr. di burro.

Supplì di riso

Preparare un risotto al pomodoro: rosolare cipolla con burro in una pentola, aggiungere il pomodoro fresco tagliato a pezzetti e, per ultimo, il riso e lasciarlo insaporire. Allungare con acqua bollente salata e mescolare continuamente fino a fine cottura. A fuoco spento, unire una noce di burro e condire con parmigiano reggiano. Lasciare raffreddare e far riposare alcune ore, in modo che l'amido contenuto ne addensi il composto. Formare delle palline o degli ovali con l'impasto ottenuto, mettendo nel centro un dadino di mozzarella; passare nel pane grattugiato e friggere in padella con olio extra-vergine d'oliva. Scolare su carta paglia assorbente.

Dosi/quantità: per 100 gr. di riso, 30 gr. di burro, 150 gr. di pomodoro fresco, parmigiano reggiano quanto basta.

Yogurt

Versare 100 gr. di yogurt intero naturale in un recipiente di ceramica o di terracotta, aggiungere 750 cc di latte intero fresco precedentemente scaldato a 40 gradi.

Coprire il recipiente con un panno di lana e lasciarlo in un posto caldo per dodici ore; si otterrà circa mezzo chilo di yogurt da consumare o conservare in frigorifero.

Per ricavarne dell'altro è sufficiente ripetere l'operazione utilizzando parte di quello già prodotto.

Zucchine ripiene

Lavare le zucchine, tagliare ed eliminare le estremità e svuotarne l'interno.

Preparare il ripieno con la parte rimossa tritata, carne macinata a piacere, prezzemolo e aglio freschi tritati, mollica di pane bagnata nel latte, sale fino marino, parmigiano reggiano quanto basta.

Riempire le zucchine con il preparato, metterle in un tegame con olio extravergine d'oliva e dopo pochi minuti aggiungere un bicchiere d'acqua, coprire e lasciare cuocere a fuoco basso per circa mezz'ora.

Dosi/quantità: per una zucchina, 70 gr. di carne, un cucchiaio di parmigiano reggiano, mezzo spicchio d'aglio, qualche foglia di prezzemolo, mollica di pane e latte quanto basta.

SPEZIE ED ERBE AROMATICHE

Spezie ed erbe aromatiche, oltre a esaltare il sapore dei cibi e a guarnirne la presentazione, hanno straordinarie capacità "medicinali".

Ecco un breve accenno alle proprietà di quelle di uso

più comune, in modo da poterle scegliere per sapore e funzione:

● L'alloro ha proprietà aperitive, digestive e carminative, in aggiunta all'azione espettorante e tonica.

● Il basilico, anima di moltissimi piatti della tradizione mediterranea, è un ottimo sedativo del sistema nervoso e agisce come calmante delle mucose dell'apparato digerente.

● La cannella è antispastica, digestiva, antibatterica, antivirale, sterilizzante, antiossidante, antiputrefattiva.

● I chiodi di garofano stimolano l'appetito e favoriscono la digestione; hanno una potente azione antiossidante insieme a quella antiputrefattiva, antifermentativa, antisettica, disinfettante, antidolorifica, vermifuga, antiemetica e protettiva delle vie respiratorie.

● La curcuma, ingrediente principale del curry, migliora la funzionalità del fegato grazie all'attività coleretica e colagoga; è ipocolesterolizzante, potente antiossidante, antivirale, antinfiammatoria; ha anche funzione digestiva, carminativa e antispastica.

● La maggiorana, ricca di oli essenziali, è sedativa del sistema nervoso, antispastica, antimeteorica e ipotensiva. Ha proprietà digestiva, carminativa e coleretica.

● La menta è particolarmente sedativa e attenua irritabilità e irrequietezza.

La noce moscata, solitamente grattugiata sugli alimenti, ha proprietà antisettica, antiossidante, digestiva, carminativa e blandamente lassativa.

L'origano ha un notevole potere antisettico ed è antalgico, antispasmodico, emmenagogo, carminativo, espettorante. Migliora la digeribilità degli alimenti, i casi di aerofagia e di dispepsia.

Il pepe stimola la digestione e favorisce quella dei cibi più strutturati ma, di contro, irrita il fegato tanto da essere causa d'irascibilità e insonnia; ha azione diaforetica.

Il peperoncino arricchisce il sapore di tante pietanze per il retrogusto piccante che lo caratterizza. È ricco di proteine, contiene vitamina A, vitamina B2 e vitamina C in maggiore quantità, vitamina E, vitamina K, rame, potassio, pectina, acidi grassi, lecitina.
È disinfettante, cicatrizzante, antinfiammatorio, antifermentativo, decongestionante; velocizza il passaggio di sostanze e di liquidi tra le membrane cellulari e accelera i processi metabolici.
Il peperoncino è però molto ricco di sostanze azotate, che possono aggravare la funzionalità renale frenando la diuresi; non è consigliato a chi soffre di pressione alta.

Il prezzemolo è una riserva di ferro, a cui deve la prerogativa di accelerare il trasporto sia delle sostanze degli alimenti a cui è associato, sia della vitamina C, che ha la caratteristica di sollecitare il metabolismo. Ha azione stomachica, carminativa, emmenagoga e diuretica.

● Il rosmarino è tonico, antisettico, coleretico, colagogo e migliora la circolazione del sangue.

● La rucola, anch'essa un'erba aromatica, aiuta la digestione; ha proprietà antiflogistica, emolliente e diuretica.

● La salvia è un'erba versatile che riequilibra la funzionalità dei diversi organi, stimolando quelli rallentati e frenando quelli troppo accelerati; è antisettica, antispasmodica, antisudorifera, diuretica, coleretica.

● Il timo ha proprietà antisettiche, antibatteriche, espettoranti; è digestivo e carminativo.

● Lo zafferano, spezia pregiata, è ricostituente e rigenerante al pari della pappa reale; ha azione tonica, emmenagoga e, associato a carboidrati, ha proprietà sedativa.

● Lo zenzero è un eccezionale antiemetico, è digestivo, carminativo, spasmolitico, antiossidante, antinfiammatorio, ipocolesterolizzante; migliora la circolazione sanguigna e favorisce il dimagrimento per la sua azione termogenica.

LE STOVIGLIE

Nelle stoviglie a bordi alti la cottura è più lenta perché si forma vapore acqueo che, ricadendo all'interno, fa aumentare il tempo della cottura stessa; l'alimento sobbolle trattenendo una maggiore quantità d'acqua, s'imbibisce ed è meno digeribile.

In quelle a bordi bassi e svasati la cottura è veloce perché l'acqua evapora rapidamente e il cibo, cuocendo in breve tempo, si disidrata ed è pertanto più digeribile.

Le stoviglie in alluminio, che offrono il vantaggio di cuocere velocemente e uniformemente, quando si raffreddano rilasciano ossido di alluminio, sostanza tossica; il problema viene superato se, terminata la cottura, le pietanze vengono subito rimosse dai loro contenitori.

Quelle in acciaio, che non hanno particolari controindicazioni, non cuociono uniformemente e, se non si fa attenzione, la pietanza può bruciare in corrispondenza della sorgente di calore.

La pentola a pressione, per certi versi utilissima perché riduce sensibilmente i tempi di cottura, a causa della temperatura di esercizio molto elevata, denatura le sostanze degli alimenti.

Il forno a microonde provoca nelle vivande un'accelerazione molecolare; tale forzatura, nel tempo, può nuocere alla nostra salute.

PER CONCLUDERE

Il dimagrimento non è esclusivamente perdita di peso, data dalla rapida dispersione di liquidi e massa magra, corrisponde piuttosto alla riduzione del volume corporeo, in quanto rimozione del grasso, che pesa poco ma è voluminoso.

Si tratta di un risultato, più lento ma definitivo, che si può ottenere con l'attivazione del metabolismo: questo, aumentando il processo di utilizzazione dei nutrienti, assicura il buon funzionamento delle attività organiche, di assimilazione e eliminazione, senza creare accumuli.

Dimagrimento e metabolismo sono a loro volta strettamente collegati all'equilibrio glicemico e alla funzionalità intestinale. Sarebbe un errore, quindi, trascurare la concentrazione degli zuccheri nel sangue, responsabile delle oscillazioni glicemiche e del controllo della fame; errore altrettanto grave sarebbe avviare un lavoro metabolico che produce cataboliti, ovvero scarti potenzialmente tossici per l'organismo, senza curarsi della capacità intestinale di poterli espellere regolarmente.

ALCUNI CASI

Siamo pronti a qualunque sacrificio pur di dimagrire, ma

non siamo disposti a correggere minimamente le nostre abitudini alimentari solo per stare meglio. Spesso dietro a un sovrappeso, che sia appena accennato o nettamente evidente, si cela una condizione organica in difficoltà generata da un nutrimento non adeguato.

I lievi malesseri che ci accompagnano, nonostante siano spesso evidenti, a causa di un fenomeno di assuefazione progressiva tendono a diventare silenti: diventano cioè talmente parte di noi, che non prestiamo loro più attenzione, e tendiamo a trascurarli.

Illustrerò alcuni casi di persone (i nomi sono di fantasia), evidenziando come e quanto la corretta alimentazione, mirata non soltanto al dimagrimento, abbia significativamente migliorato la loro condizione organica complessiva.

La loro successione è intenzionale al fine di illustrare una progressione di problematiche, dalle più semplici alle più complesse; condizioni le cui premesse sembrano simili, si evolvono diversamente da persona a persona.

Tutti gli episodi sono contrassegnati da un comune denominatore: la dieta dimagrante.

E là dove i principi nutrizionali sembrerebbero identici, perché basati sul medesimo criterio, piccole variazioni nella scelta e nell'associazione degli alimenti qualificano e distinguono un episodio da un altro.

L'esperienza diretta e i risultati oggettivi dell'applicazione pratica di ogni teoria ce ne dimostrano la fondatezza e la validità, e ne sono la controprova.

Metabolismo, alimentazione e dimagrimento

Riccardo, quarant'anni, in evidente sovrappeso, nonostante non se ne facesse un problema e non soffrisse di particolari disturbi sentiva il carico dei chili di troppo. Al mattino si svegliava di frequente con occhi, mani e piedi gonfi: segni di un metabolismo lento che non brucia e non consuma come dovrebbe e che fa prendere peso.

Mediamente sportivo, era riuscito nel tempo a contenere le sue dimensioni, sebbene si trascinasse dietro abitudini non equilibrate: saltava i pasti o si abbuffava.

Non avendo mai sofferto di disturbi digestivi, mandava giù ciò che gli andava, fino a quando una sera, dopo avere mangiato e bevuto oltre misura, si è sentito veramente male e ha finalmente compreso che era giunto il momento di cambiare registro.

Era disposto ad acquisire abitudini più corrette, a condizione di non dover rinunciare alla prima colazione; era convinto, sbagliando, che una dieta dimagrante ne implicasse necessariamente l'abolizione.

Sorpreso ma contento, Riccardo ha iniziato a seguire persino con entusiasmo uno specifico programma alimentare che, nell'ambito di precise indicazioni, gli concedeva una certa discrezionalità nella scelta dei cibi, senza costrizioni controproducenti.

La rinnovata alimentazione era articolata in tre pasti al giorno: prima colazione, pranzo e cena.

La giornata iniziava con latte e caffè, pane tostato e marmellata.

All'ora di pranzo poteva scegliere tra un secondo piatto di carne o pesce o uova, verdura cruda, una fetta di pane e un frutto; la sera, un primo piatto, un contorno di verdura cotta e uno di verdura cruda.

Ha riscontrato immediati giovamenti nel rispettare i tre pasti quotidiani, calando in media un chilogrammo a settimana già dal primo mese.

Non si dovrebbe mai rinunciare alla prima colazione, non solo perché è indispensabile all'organismo per l'approvvigionamento della scorta dei nutrienti necessari alle sue tante e diverse funzioni che ci sostengono tutto il giorno, ma soprattutto perché è il miglior modo per attivare il metabolismo, che sappiamo essere la condizione imprescindibile per poter dimagrire.

Tra gli alimenti che maggiormente gli danno "una spinta" ci sono quelli contenenti iodio che, stimolando la tiroide, innescano una serie di processi che aiutano a bruciare e a eliminare gli eccessi.

Ogni attivazione metabolica produce scarti; perciò occorre mettere il nostro corpo nelle condizioni di potersene liberare speditamente e per questo valgono le corrette associazioni alimentari. Un occhio di riguardo va dunque posto a quegli organi che svolgono un ruolo predominante per il nostro star bene e che sono quelli responsabili dell'espulsione delle sostanze inutili e dannose dall'organismo e cioè gli organi emuntori: fegato e reni (insieme a pelle, polmoni e intestino). Sono quindi funzionali tanto i carboidrati, che sono l'energia per l'attività del fegato che deve gestire i prodotti derivati dal lavoro metabolico, quanto le verdure crude, la cui ricchezza di acqua biologica avvantaggia l'attività renale e l'eliminazione dei cataboliti.

Dimagrimento e attivazione metabolica

Rosa, cinquantasette anni, per un problema a una gamba aveva deciso di perdere peso. Dopo aver seguito senza successo varie diete, da quando ha iniziato a osservare i consigli alimentari miranti alla stimolazione del metabolismo è dimagrita come sperava, senza più riacquistare i chili perduti; in sette mesi ne ha persi quattordici.

Il peso scendeva lentamente senza compromettere la tonicità dei tessuti, il suo corpo si era rimodellato, finalmente era riapparso il punto vita e soprattutto la gamba in questione ne traeva giovamento.

Per molto tempo Rosa si era attenuta a regimi alimentari basati sul consumo di pochi alimenti e sempre gli stessi. Ciò aveva contratto il funzionamento del suo metabolismo il quale, invece di consumare e bruciare i grassi stagnanti, continuava ad accantonarne altri, perché mangiare ripetutamente i medesimi cibi fa sì che il corpo, dopo essersi giovato della quantità di sostanze che gli occorrono, ne ammassa l'eccedenza.

L'alimentazione, infatti, deve essere variata e bilanciata, né scarsa né in eccesso, in modo da fornire all'organismo il materiale necessario affinché il metabolismo possa trasformare i nutrienti in energia, carburante per le diverse funzioni organiche, senza correre il rischio di creare accumuli di sostanze inutilizzate, che poi diventano grasso.

La prima colazione era anticipata dalla spremuta fresca di un limone che, in virtù dell'acido citrico contenuto, può considerarsi un attivatore metabolico di prim'ordine: mette in funzione il ciclo di Krebs (o ciclo dell'acido citrico), che genera energia a livello cellulare.

Seguiva un kiwi, preso a digiuno, per sbloccare l'intestino tendente alla stipsi: questo frutto, per la ricchezza di fibre e di vitamina C favorisce l'attività dell'intestino e risolve i problemi di stitichezza.

La prima colazione vera e propria era composta da una tazza di latte e caffè e da quaranta grammi di pane tostato e miele, alimento questo che ha una leggera azione lassativa.

Il pranzo comprendeva un secondo piatto a scelta tra carne bianca, uova e pesce fresco (di mare) con contorno di verdura cruda, una fetta di pane e un frutto tra quelli più aciduli, come pompelmo, lamponi, kiwi, mela Smith e fragole.

Le proteine (che eccitano il sistema nervoso) e la piccola quota di carboidrati del pane (che sono zuccheri e quindi energia) incidono favorevolmente sull'attivazione del metabolismo, i cui prodotti catabolici sono poi smaltiti più facilmente mediante l'acqua biologica delle verdure crude.

La frutta (preferibilmente quella meno zuccherina per non minare l'equilibrio glicemico) migliora la digestione perché i suoi acidi stimolano i succhi gastrici.

La cena, il pasto più atteso, all'insegna dei carboidrati: pasta o riso o patate ecc. seguiti da un contorno di verdura cotta e uno di verdura cruda. La frutta era esclusa per non gravare sull'equilibrio glicemico dopo un primo piatto caratterizzato principalmente da zuccheri.

Dimagrimento e riduzione del volume corporeo

Alice, trentaquattro anni, dopo due gravidanze a distanza di un solo anno l'una dall'altra e due lunghi periodi di allattamento, aveva raggiunto un peso inaccettabile e voleva ritornare in forma.

In quindici mesi, seguendo un programma alimentare personalizzato, ha perso circa venticinque chilogrammi, venti centimetri di giro vita, ventitré centimetri di circonferenza fianchi e venti centimetri di giro cosce: quattro taglie.

Il peso scendeva e il suo corpo cambiava forma, perché dimagriva eliminando massa grassa: quando si segue un re-

gime alimentare dietetico che non si basa sul tenore ipocalorico, ma sull'attivazione metabolica, il dimagrimento è
riscontrabile dalla riduzione del volume corporeo.

Alice mangiava e dimagriva, si asciugava ma non si sciupava.

La maggiore difficoltà è stata quella di riorganizzare i suoi
pasti; era abituata a farli a tutte le ore e ciò non lasciava all'organismo i tempi fisiologici per la digestione e per tutto quello
che ne consegue.

Nel suo caso i tre pasti quotidiani canonici le sarebbero ba-
stati.

Nel rispetto dei criteri di base, secondo cui i pasti devono
essere ben bilanciati tra zuccheri, grassi e proteine, la prima
colazione variava spesso: latte e caffè con pane tostato e marmellata, oppure yogurt naturale con frutta fresca e cereali,
oppure caffè con una fetta di torta fatta in casa.

Il pranzo poteva essere rappresentato da carne o pesce o
uova, una porzione di verdura cruda, una fetta di pane e un
frutto; oppure da ricotta o mozzarella o stracchino associati
alla verdura cotta, pane e frutta.

Per Alice non c'era alcuna controindicazione in relazione
all'equilibrio glicemico, quindi a cena poteva prendere un
primo piatto condito a piacere, un contorno diverso da quello del pranzo e un frutto.

Terminare i pasti con la frutta le regalava quella componente
di gratificazione che, in dieta dimagrante, contribuisce am-
piamente.

Dimagrimento e funzionalità intestinale

Leonardo, trentasette anni, non aveva problemi di peso ma
era afflitto da gonfiore addominale e da frequenti fastidi a
causa di un intestino pigro.

Grazie a una dieta mirata allo stimolo della funzionalità del fegato, in due mesi ha perso un chilogrammo, è sparito il gonfiore addominale, l'intestino ha trovato finalmente la propria fisiologica regolarità e l'organismo ha acquistato una condizione di salute.

La stipsi è comunemente dovuta a non appropriata funzionalità epatica.

Il fegato è un organo che va spronato con un'alimentazione capace di sostenere le sue facoltà, che altrimenti si affievoliscono e con se quelle di tutto l'organismo, funzione intestinale compresa.

Un modo per risvegliare il fegato è quello di mangiare fritti e soffritti, impiegando per la cottura esclusivamente olio extravergine d'oliva per le caratteristiche nutrizionali che lo distinguono dagli altri oli.

Le fritture, infatti, favoriscono la contrazione della cistifellea, che promuove la secrezione di succo biliare il quale, riversato nell'intestino, accelera l'evacuazione e impegna il fegato a una maggiore attività e quindi a un'efficienza migliore.

Dopo essere stato stimolato, il fegato deve essere messo in grado di lavorare e per questo ha bisogno degli zuccheri, che gli forniscono energia per il suo lavoro, e di acqua per allontanare agevolmente le sostanze di scarto; allo scopo è preziosa quella biologica contenuta nelle verdure crude.

Leonardo era ghiotto di formaggi, alimenti che possono avere sull'intestino una marcata azione astringente perché tendono a coagulare la massa fecale.

La sua richiesta di inserirli nella dieta è stata esaudita, alla condizione però di associarli solo alla verdura cotta, che ne attenua l'effetto costipante.

Dimagrimento ed equilibrio glicemico

Maria, sedici anni, un corpo ancora dalle forme accennate ma in piena fioritura, voleva smaltire quella manciatina di chili presi nell'ultimo anno. Aveva un'enorme difficoltà a controllare la fame improvvisa e per questo motivo non riusciva a dimagrire.

Dopo avere seguito una dieta specifica, finalizzata al controllo dell'equilibrio glicemico, il peso è sceso ed è scomparsa la fame inconsulta.

Ha perso cinque chilogrammi in poco meno di tre mesi.

Il grande appetito può essere sintomo di uno squilibrio glicemico. Quando per colpa di una dieta rigida mancano gli zuccheri, l'organismo manda un segnale di stimolo della fame per approvvigionare il corpo di ciò che gli serve.

L'appetito irrefrenabile si scatena anche per uno squilibrio glicemico che si verifica quando c'è uno sproposito di zuccheri che richiama così tanta insulina da determinare poi un calo degli zuccheri stessi.

Maria, per cercare di non ingrassare, era solita fare spuntini con frutta a metà mattina e a metà pomeriggio.

La frutta però è costituita da zuccheri semplici a rapido rilascio e assimilazione, i quali provocano un repentino aumento di glucosio nel sangue che, a sua volta, è seguito dalla secrezione di insulina la quale, per ristabilire l'equilibrio glicemico, abbassa il livello di glucosio, producendo stimoli nervosi che scatenano appetito.

Va detto che, per mantenere l'equilibrio glicemico e favorire il dimagrimento, non è necessario privarsi totalmente di alimenti zuccherini, ma è essenziale associare a questi altre sostanze che rallentino la liberazione degli zuccheri.

A merenda, pane e prosciutto crudo in sostituzione del frutto è una soluzione apparentemente più calorica, ma che in realtà non interferisce sull'equilibrio glicemico perché le proteine e i grassi del prosciutto attenuano il rilascio e l'assorbimento degli zuccheri del pane, evitando rialzi glicemici e ciò che ne deriva.

Dimagrimento e sconfitta del mal di testa

Sergio, quarant'anni, sempre in giro per lavoro, a mezzogiorno consumava pranzi alquanto frugali, ma poi a cena divorava tutto quello che trovava in casa. La sua alimentazione era disordinata e nonostante facesse attività fisica, negli ultimi tempi si era appesantito e lamentava ricorrenti mal di testa.

Attenendosi a un programma basato su corretti principi nutrizionali, Sergio, nonostante lo scetticismo iniziale nei confronti di una dieta che contemplasse l'assunzione di pane e pasta, ha perso sette chilogrammi in un mese e mezzo. Non solo è dimagrito, ma non riesce più a fare a meno di pasti ordinati ed equilibrati e quando è costretto a derogare avverte subito sensazione di malessere.

I suoi mal di testa, dovuti a un fegato messo in crisi da anni d'intemperanze, erano divenuti sempre meno frequenti e meno intensi fino a scomparire completamente.

Il mal di testa è un disturbo che può avere origine diversa; spesso la colpa è del fegato che, privato di carboidrati, cioè di zuccheri, cioè dell'energia per lo svolgimento delle attività a cui è preposto, funziona male; inoltre, quando i carboidrati scarseggiano, si brucia il tessuto muscolare invece di quello adiposo (grasso) che è altamente tossico per il fegato e per il rene, i due organi epuratori per eccellenza, deputati all'eliminazione delle tossine.

Amante del pane, Sergio ha preferito rinunciare alla prevista porzione di pasta consentita nella sua dieta, organizzando i suoi pasti a base di proteine, contorno di verdura cotta o cruda, pane e frutta.

I carboidrati del pane bastavano a sostenere l'attività epatica, sollecitata dal lavoro metabolico prodotto dall'assunzione di proteine.

Dimagrimento e scomparsa dei bruciori di stomaco

Rossella, cinquantacinque anni, cantante professionista, divisa continuamente fra prove e spettacoli, aveva un'alimentazione poco sana e ad orari irregolari. Spesso cenava molto tardi, subito prima di andare a dormire.

Il peso aumentava e si manifestavano piccoli disturbi all'apparato digerente: cattiva digestione e soprattutto bruciori di stomaco; fastidi che condizionavano la sua attività professionale.

Seguendo una dieta impostata sul suo fisico e sul suo stile di vita, già dalle prime settimane ha avvertito un sensibile miglioramento.

Il peso scendeva e i fastidi lamentati sparivano.

L'acidità, che è uno dei fastidi più frequenti che coinvolgono l'apparato digerente, può manifestarsi con sintomi che vanno dalla pesantezza al bruciore; è provocata dal prolungato stazionamento del cibo nell'ambiente acido dello stomaco e dalla fermentazione che ne deriva, responsabile di una iper distensione della cavità addominale (lume) che genera dolore.

Insieme a un'alimentazione che prevedeva i canonici tre pasti al giorno, lasciando tra l'uno e l'altro i tempi della digestione, alla soluzione del problema di Rossella ha contribuito un rimedio semplice: al manifestarsi del bruciore, l'assunzione di due cucchiaini di succo di limone, la cui acidità tamponava in alcalino le secrezioni gastriche, ristabilendone il Ph fisiologico.

Si pensa che per contrastare l'iperacidità sia risolutivo assumere una sostanza alcalina, bevendo per esempio acqua e bicarbonato di sodio che, modificando l'ambiente gastrico, conferisce un momentaneo e illusorio sollievo dal bruciore. Momentaneo perché, avvertendo una condizione dello stomaco alterata, le cellule addette alla produzione di acido cloridrico sono indotte a produrne dell'altro per cercare di ricreare l'equilibrio dell'ambiente gastrico, peggiorando così il disturbo che si voleva annullare.

Dimagrimento e sonno migliore

Federico, trentadue anni, una vita tranquilla e tutto sommato un'alimentazione regolare. Non aveva grossi problemi di peso, ma faticava ad addormentarsi indipendentemente dall'ora in cui andava a dormire e il suo era un perenne braccio di ferro con il sonno.
Le sue giornate erano scandite da lavoro, attività fisica a giorni alterni e da una o due serate a settimana in compagnia degli amici.

Pur non essendo in sovrappeso eccessivo, avrebbe voluto perdere quei due chili di troppo aumentati nel tempo e, in ogni caso, non voleva ingrassare. Per conseguire l'obiettivo era convinto di doversi attenere a un regime alimentare strettamente proteico che escludeva i carboidrati soprattutto a cena, non tenendo conto che proprio le proteine eccitano il sistema nervoso e assunte di sera, a maggior ragione possono disturbare il sonno.

Era solito completare il pasto con un bicchiere di vino rosso o bianco, indifferentemente.

Federico, dopo avere introdotto a cena i carboidrati al posto delle proteine, ha superato l'insonnia; ciò in virtù del triptofano contenuto nei carboidrati stessi, precursore sia della serotonina che ha azione sedativa sul sistema nervoso ed è quindi distensiva, sia della melatonina che scandisce il ritmo del sonno. Si è anche liberato dei chili di troppo.

Mangiare carboidrati a cena non solo non compromette la linea, ma favorisce il dimagrimento perché essi conferiscono l'energia, data dagli zuccheri, che incentiva il lavoro metabolico e sostiene quello del fegato, impegnato a eliminare le sostanze di rifiuto prodotte dal metabolismo.

L'aggiuntiva indicazione di preferire il vino rosso a quello bianco ha contribuito a migliorare il suo stato complessivo.

A questo proposito è interessante sottolineare la differenza esistente tra le prerogative del vino rosso e quelle del vino bianco. Tra i due è preferibile il rosso perché è qualitativamente superiore per le intrinseche caratteristiche strutturali e nutrizionali e perchè il vino bianco, non solo contiene meno antiossidanti ed è privo di tannini, ma è anche sottoposto a manipolazione con l'aggiunta di solfiti.

Il vino rosso è più ricco (da cinque a dieci volte di più) di polifenoli (contenuti negli acini e nelle bucce dell'uva) tra cui il resveratrolo, che ha effetti positivi sul metabolismo; è antinfiammatorio e antiossidante. Contiene ferro, magnesio, potassio, rame, sodio, zinco ed è dunque fonte di sali minerali importanti; contiene pure vitamina A, vitamine del gruppo

B (B1, B2, B6) e vitamina C.

La presenza di tannini favorisce la produzione di serotonina, che ha effetto sedativo sul sistema nervoso.

La varietà e la ricchezza di tali sostanze si traducono in giovamento per l'organismo; quindi mezzo bicchiere di vino rosso a pasto non solo è concesso a tutti, ma è consigliato.

Dimagrimento e attività fisica

Patrizia, settant'anni, è una donna molto attiva, dinamica e piena di interessi.

Il metabolismo, con il passare degli anni, per sua natura rallenta e il corpo tende ad aumentare di peso. Non volendo ingrassare e con l'idea di perdere qualche chilo di troppo, ha seguito con scrupolo il programma alimentare propostole, ottimizzandone il risultato con gite settimanali in montagna, in cui camminava per ore.

Si atteneva a rispettare i tre pasti al giorno, ben bilanciati; in ciascuno di essi i nutrienti erano calibrati in proporzioni diverse tra carboidrati, proteine, grassi, sali minerali e vitamine.

A colazione una buona carica energetica le era fornita dagli zuccheri del pane e della marmellata, insieme a una tazza di tè; proteine con verdura, pane e frutta per il pranzo; un bel piatto di pasta, con verdura cotta e cruda la sera.

Patrizia, pur mangiando con soddisfazione, grazie alla corretta alimentazione e ad una moderata attività fisica, ha perso circa due chilogrammi in due mesi.

Il corpo umano, che è costituito da più di seicento muscoli, di duecento ossa, numerosi tendini e articolazioni, è fatto per muoversi.

Quando ci attiviamo, i muscoli si contraggono per consentire il movimento e l'azione comporta un dispendio d'energia; energia che si ottiene utilizzando sia lo zucchero immagazzinato nell'organismo, sia quello introdotto con l'alimentazione: consumando energia, si bruciano calorie.

Il moto è sempre positivo, perché accelera il metabolismo (il dimagrimento si basa sulla sua stimolazione), perché migliora la circolazione del sangue, perché produce sostanze che agiscono a livello nervoso eliminando lo stress, perchè rinforza la massa muscolare e tonifica.
Non è necessario costringersi a un'intensa attività fisica; è sufficiente una buona passeggiata a passo sostenuto tutti i giorni.

A questo proposito, tempo fa un cardiologo mi ha detto: "Una giornata è fatta di quarantotto mezz'ore e per camminare ne sarebbero sufficienti soltanto due; ne resterebbero comunque quarantasei da dedicare a tutto il resto".
Consiglio, quello di camminare, dato da tutti gli specialisti e ribadito dal dottor Andrew Weil quando scrive «[...] *È in assoluto il miglior esercizio, in grado, se praticato con vigore, di soddisfare il bisogno aerobico del corpo [...] Camminare è un tonico perfetto per le giunture. Ti porta da qualsiasi parte e serve per tutta la vita [...]*» (Andrew Weil, Giovani vecchi, Sonzogno Editore, Milano 2006).

Dimagrimento e pressione arteriosa

Massimo, cinquantotto anni, era appesantito da un addome pronunciato dovuto ad alimentazione disordinata, a qualche bicchiere di vino di troppo e alla sua innata pigrizia.
Il suo peso aumentava inesorabilmente e avvertiva sempre più la fatica nello svolgere le mansioni quotidiane.

Doveva e voleva dimagrire, ma le cure precedenti non avevano conferito risultati apprezzabili.

Le diete, per essere valide, non possono essere improvvisate, ma devono essere studiate valutando la costituzione di ciascun soggetto, ovvero le caratteristiche fisico/genetiche che distinguono individuo da individuo e, come un vestito su misura, vanno "cucite" addosso alle persone.

Massimo ingrassava e la sua pressione tendeva ad alzarsi, superando sovente i valori normalmente tollerabili.

Dopo tre settimane, seguendo diligentemente i consigli alimentari che tenevano conto dell'andamento dei valori pressori, Massimo ha potuto stringere il primo buco della cinta dei pantaloni.

La sua alimentazione comprendeva i tre pasti principali: una sostanziosa prima colazione, un pranzo composto da un secondo piatto, un contorno di verdura cruda, una fetta di pane e un frutto e una cena con un primo piatto, un contorno di verdura cotta scelta tra quelle con proprietà drenanti e diuretiche, e un contorno di verdura cruda.

Le verdure crude sono drenanti e diuretiche e facilitano il lavoro renale perché contengono sali minerali che, a differenza di quelli delle verdure cotte, sono disciolti nella propria acqua di vegetazione.

Gli alimenti diuretici fanno diminuire i liquidi nel letto vascolare favorendo l'abbassamento della pressione.

La porzione di pane prevista al pranzo era stata sostituita dalla bruschetta, perché l'aglio ha la proprietà di regolare la pressione e l'olio extravergine d'oliva ha azione ipotensiva.

La dieta tralasciava, ovviamente, tutti quegli alimenti antidiuretici che avrebbero potuto fare alzare ulteriormente la pressione: carni rosse, asparagi, bieta, spinaci, broccoletti, spinaci, uova sode e vino bianco.

La pasta era stata sostituita dal riso, dalle patate e dalla polenta, alimenti che non contengono glutine che, essendo una proteina vegetale, può anch'essa disturbare la funzionalità renale.

Gli alimenti antidiuretici (come il minestrone i cui sali nella cottura si cristallizzano provocando ritenzione idrica) trattengono i liquidi nel letto vascolare e spingono verso l'alto la pressione arteriosa.

Dimagrimento e cibi "light"

Flavia, diciannove anni, sportiva. Fino alla maturità aveva avuto un metabolismo invidiabile perché poteva mangiare quello che più le piaceva senza ingrassare; era tonica e ben proporzionata.

La vita da studentessa e il confronto quotidiano con le colleghe di università che, per non ingrassare, consumavano abitualmente cibi e bevande cosiddette "light", avevano indotto Flavia ad acquisire analoghe, dannose abitudini.

Seguendo una diffusa errata opinione, era convinta che contenendo le calorie, avrebbe preservato la sua linea e quell'energia che da sempre l'aveva sostenuta in tutte le sue attività. Mangiare "light" non vuol dire mangiare in modo sano o dietetico.

L'organismo riconosce le sostanze zuccherine naturali e le utilizza immediatamente per varie funzioni: dallo stimolo alla secrezione di insulina, al propagarsi del senso di sazietà per regolare l'immissione di ulteriore cibo.

I dolcificanti, in quanto sostanze artificiali, non sono captati dalle cellule del nostro intestino che, non rilevandone la presenza, non inviano all'organismo il messaggio di sazietà, alterando la normale sensazione di pienezza che avviene in risposta all'assunzione di cibo.

Ricercatori della Purdue University hanno condotto uno studio interessante sugli effetti delle sostanze dolcificanti ("Artificial sweeteners linked to weight gain", febbraio 2008). Hanno formato due gruppi di ratti e hanno alimentato il primo di questi con yogurt zuccherato e il secondo con yogurt dolcificato. Trascorse due settimane, tutti i topi sono stati lasciati liberi di nutrirsi di cioccolata a volontà; entrambi i gruppi hanno avuto lo stesso comportamento. Al pasto successivo, però, i topi alimentati con lo zucchero hanno mangiato normalmente, gli altri in maniera smisurata perché la loro capacità di valutare l'assunzione di cibo era stata totalmente alterata dal prolungato ingerimento di dolcificante artificiale, che aveva falsato il segnale tra apporto di sostanze zuccherine e sazietà.

La ricerca compulsiva di zuccheri scatenata dall'assunzione di dolcificanti artificiali è stata constatata anche sull'essere umano da uno studio dell'Università del Minnesota nel gennaio 2008 condotto dall'epidemiologa Lyn Steffen.
Scegliere cibi "light", con l'intenzione di tenere sotto controllo l'apporto calorico per mantenersi in forma, può pertanto produrre l'effetto opposto.

Dimagrimento e gravidanza

Vittoria, trentadue anni, eternamente a dieta per colpa di un metabolismo "seduto" e per il quale tendeva a ingrassare.
Mangiava meno di quanto avrebbe dovuto, e ciò spiegava la sua difficoltà a perdere peso; quando l'alimentazione è scarsa, il metabolismo rallenta e non c'è verso che il peso scenda.

Saltava la prima colazione, non considerando che è proprio quello il pasto che mette in moto il metabolismo. Il pranzo era misero e veloce e la sera, come prevedibile, arrivava affamata: cenava abbondantemente, assimilando tutto quello che mangiava.

Dopo avere seguito i consigli di un'alimentazione equilibrata con menù variati e appaganti, nel giro di un mese ha perso tre chili e mezzo.

Il peso scendeva, ma non perdeva energia.

Prendere l'abitudine di fare la prima colazione non è stato un grande sforzo: caffè appena sveglia e, in seconda battuta, pane e prosciutto crudo con spremuta fresca di arancia o di pompelmo.

A quella dolce preferiva la colazione salata e ciò l'avvantaggiava perché non rischiava di interferire con un apporto eccessivo di zuccheri sull'equilibrio glicemico che, come abbiamo visto, è determinante sullo stimolo della fame.

Riusciva ad arrivare al pasto successivo senza il bisogno di spuntini intermedi. A pranzo sceglieva tra un secondo di carne bianca, uova o pesce, accompagnato da verdura cruda, pane e frutta.

A cena poteva concedersi un piatto di pasta associato a verdura cotta e verdura cruda; l'esclusione del pane e della frutta era necessario per non concentrare troppi zuccheri nello stesso pasto.

Vittoria, per non perdere i benefici ottenuti e mantenere il peso raggiunto, ha continuato a stare attenta alla sua alimentazione anche quando un anno dopo è rimasta incinta.

Nonostante il suo "pancino" lievitasse, il peso che cresceva era dovuto soltanto ai liquidi trattenuti a causa dell'aumento del progesterone.

Non soffriva le nausee che sovente accompagnano il concepimento nei primi tre mesi di gravidanza, ma le era sopraggiunta una gran voglia di cioccolata che, se assunta in dosi misurate, non rappresenta una minaccia alla linea: cinquanta grammi di quella extrafondente insieme a cinquanta grammi di pane e un bicchiere di latte intero fresco, costituivano una valida alternativa alla solita prima colazione; altrimenti piccole porzioni di circa trenta grammi ogni tanto soddisfacevano l'implacabile desiderio.

Vittoria rispettava la sequenza dei tre pasti principali e sceglieva quegli alimenti più adatti alla gravidanza, meglio tra tutti quelli ricchi di ferro e di calcio.

La classica prima colazione poteva essere sostituita da tè, pane tostato condito con olio extravergine e sale.

A pranzo le proteine, con esclusione dei formaggi che sono controindicati per la tendenza a ipercoagulare e a favorire la stipsi; verdure crude o cotte, eccezione fatta per gli asparagi che possono provocare contrazioni e per i funghi che fluidificano il sangue; pane e frutta preferibilmente acidula, sia per non provocare l'incremento degli zuccheri, sia per la ricchezza di vitamina C che favorisce l'assorbimento del ferro dei vegetali.

A cena le era consigliato un primo piatto associato a verdure cotte e verdure crude, diverse da quelle del pasto precedente. La gravidanza procedeva bene e Vittoria ha terminato il tempo aumentando di peso solamente di dieci chili, perduti velocemente dopo il parto.

Dimagrimento e menopausa

Beatrice, cinquantadue anni e un passato da atleta; nuotatrice professionista, fino a quando non ha cessato di praticare il suo sport poteva vantarsi di un fisico asciutto e tonico.

Aveva poco meno di trent'anni quando ha iniziato a diradare gli allenamenti, per poi abbandonarli del tutto.

Ha vissuto di rendita per una decina di anni ma, com'è noto, con l'avanzare degli anni il metabolismo diviene meno efficiente ed è più difficile mantenersi in forma senza compiere alcuna attività fisica e senza curare la propria alimentazione. Il peso ha iniziato a crescere drammaticamente e non si riconosceva più nel suo corpo; in pochi anni ha preso trenta chili.

Aveva tentato di buttarne giù qualcuno seguendo regimi alimentari poveri di calorie, ma il peso perso lo riprendeva implacabilmente subito dopo.

Alla condizione di un metabolismo rallentato si era sovrapposta quella del cambiamento ormonale, che manifestava i segnali della menopausa con le vampate di calore, determinate dalla caduta di estrogeni (ormoni sessuali femminili).

La nuova dieta è stata impostata sull'attivazione del metabolismo, prendendo in considerazione alimenti con estrogeni o fito-estrogeni per compensare la ridotta produzione di questi ormoni da parte dell'organismo.

Le vampate di calore generavano nervosismo e pertanto la dieta doveva provvedere con alimenti ad azione sedativa sul sistema nervoso.

Definiti i tre pasti principali bilanciati, distribuiti secondo i principi basilari per i quali è meglio consumare le proteine di giorno e i carboidrati la sera, i menu erano centrati sui cibi ad azione estrogenica come il pollo, la salvia, la borragine, la papaia, e su quelli ad azione sedativa, che contengono triptofano (da cui si forma la serotonina) come i cereali in genere, quelli contenenti calcio tra cui le vongole, i ceci, i pinoli e quelli ricchi di potassio come zucchine, fagiolini, patate.

Beatrice riusciva a seguire volentieri il programma alimentare per il rapido e confortante risultato ottenuto. Ha perso cinque chilogrammi nelle prime due settimane e poi ha continuato a dimagrire gradualmente.

Le vampate di calore erano meno intense e più distanziate, quindi sopportabili, e il nervosismo e l'irritabilità tendevano progressivamente a scomparire.

GLOSSARIO

Acidi nucleici (DNA e RNA): molecole che contengono il codice genetico e governano la produzione delle proteine.

Alimento: sostanza che fornisce all'organismo i nutrienti indispensabili all'accrescimento e allo svolgimento di funzioni fondamentali per la vita.

Antalgico: che calma il dolore.

Antiemetico: che riduce/elimina nausea e vomito.

Antifermentativo: che impedisce il processo di fermentazione.

Antiflogistico: che riduce/elimina l'infiammazione.

Antimeteorico: che riduce la presenza di gas.

Antiputrefattivo: che contrasta la putrefazione/decomposizione delle proteine, causa della formazione di gas intestinali.

Antisettico: che contrasta lo sviluppo di microbi e previene le infezioni.

Antispasmodico: che calma gli spasmi muscolari.

Antispastico: che rilassa la muscolatura eliminando gli spasmi e le contrazioni.

Bioterapia Nutrizionale®: metodica terapeutica che utilizza l'alimento non solo dal punto di vista nutrizionale ma anche "farmacologico", per le componenti biochimiche che lo compongono.

Caglio: derivato dallo stomaco di agnelli alimentati solo con latte materno.

Carminativo: che elimina l'aria accumulata nello stomaco e nell'intestino e lenisce il fastidio/dolore.

Cataboliti: sostanze di scarto, residui della demolizione dei nutrienti.

Colagogo: che facilita la contrazione della colicisti.
Coleretico: che stimola la secrezione della bile.
Colesterina: sostanza da cui si forma il colesterolo.
Collagene: proteina principale del tessuto connettivo.
Crucifere: broccoletti siciliani, cavolfiore, cavolo broccolo, cavolo cappuccio, cavoletti di Bruxelles, cime di rapa, ravanello, rucola, sedano rapa.

Diaforetico: che aumenta la sudorazione corporea.
Dispepsia: cattiva digestione.

Emmenagogo: che favorisce la mestruazione.
Emolliente: ammorbidisce e calma le irritazioni della pelle.
Emuntori: organi o apparati (fegato, reni, pelle, polmoni, intestino) mediante i quali sono eliminate le sostanze non utilizzate dall'organismo, cioè i prodotti di rifiuto.
Enzima: sostanza che accelera reazioni chimiche senza modificarsi.
Equilibri elettrolitici: combinazione necessaria di elettroliti, ossia di particelle chimiche dotate di carica elettrica, che regolano funzioni importanti delle cellule come il battito cardiaco e la pressione sanguigna.
Equilibrio glicemico: rapporto tra glucosio e insulina.
Espettorante: che favorisce l'espulsione di catarro.
Estrogeni: ormoni femminili.

Fitosteroli: steroli vegetali/sostanze chimiche con struttura simile al colesterolo.

Glicemia: valore che indica la quantità di glucosio nel sangue.
Glicogeno: riserva di glucosio.

Idrosolubile: detto di sostanza che si scioglie in acqua.
Indice glicemico: velocità con cui aumenta la glicemia in seguito all'assunzione di carboidrati.
Inibine: sostanze con azione antibiotica.

Liposolubile: detto di sostanza che si scioglie mediante i grassi.
Lume: spazio interno di un organo cavo.

Membrana cellulare: sottile rivestimento di ogni cellula, che la delimita dall'ambiente esterno e ne regola gli scambi con esso.

Oligoelementi: elementi chimici presenti negli organismi viventi in minime quantità, ma indispensabili.

Ossido-riduzione: trasferimento di elettroni da una specie chimica a un'altra.

Pastorizzazione: trattamento termico, che riduce la flora microbica portando il composto alla temperatura di settantacinque gradi centigradi e poi raffreddato sotto i cinque gradi centigradi.

Ph: valore di acidità/alcalinità del sangue.

Precursore: sostanza da cui si forma un'altra sostanza.

Punto di fumo: temperatura a cui un grasso inizia a bruciare, alterando i propri nutrienti e diventando tossico.

Radicali liberi: atomi e molecole reattive, instabili, prodotte dall'organismo a causa del lavoro metabolico, che possono ossidare e danneggiare l'organismo provocando malattie.

Spasmolitico: che risolve lo spasmo/contrazione dolorosa.

Stomachico: che stimola la digestione.

Termogenica: consumo calorico/energetico.

Vermifugo: che provoca l'espulsione di vermi.

Zucchero: saccarosio, composto da una molecola di glucosio e una di fruttosio.

BIBLIOGRAFIA

AA. VV., *L'enciclopedia delle erbe*, Mosaico Editore, Novara 1997.

Andrei Weil, *Giovani vecchi*, Sonzogno Editore, Milano 2006.

Angelica Agosta, Domenica Arcari Morini, *Manuale pratico di rimedi naturali*, Red Edizioni, Roma 2010.

David Khayat, *La vera dieta anticancro*, Arnoldo Mondadori Editore S.p.A., Milano 2011.

Diana Gallone, *Guarire mangiando e ridendo*, Il Caduceo, Città di Castello 2007.

Domenica Arcari Morini, Fausto Aufiero, *Nutrizione e funzioni organiche*, Vis Sanatrix Naturae, Roma 1999.

Domenica Arcari Morini, Fausto Aufiero, *Gli alimenti e le loro associazioni, tomo I*, Vis Sanatrix Naturae, Roma 2000.

Domenica Arcari Morini, Fausto Aufiero, *Gli alimenti e le loro associazioni, tomo II*, Vis Sanatrix Naturae, Roma 2001.

Domenica Arcari Morini, Fausto Aufiero, *Bioterapia Nutrizionale® applicata, tomo I*, Vis Sanatrix Naturae, Roma 2006.

Domenica Arcari Morini, Fausto Aufiero, *Bioterapia Nutrizionale® applicata, tomo II*, Vis Sanatrix Naturae, Roma 2007.

Domenica Arcari Morini, Fausto Aufiero, *Bioterapia Nutrizionale®, Ricettario terapeutico per medici e pazienti*, Vis Sanatrix Naturae, Roma 2006.

Fausto Aufiero, Michele Pentassuglia, *Il ruolo nutrizionale degli alimenti*, International Printing Editore, Avellino 2010.

Federico Grom, Guido Martinetti, *Grom: storia di un'amicizia, qualche gelato e molti fiori*, Bompiani, Milano 2012.

Giacomo Devoto, Gian Carlo Oli, *Dizionario della Lingua Italiana*, ed. 2004-2005, Le Monnier.

Joel Fuhrman, M.D., *Eat to live*, Little, Brown & Co., U.S.A. 2011.

Michael T. Murray, *Il potere curativo dei cibi*, Red Edizioni, Milano 2003.

Nuovissimo Dizionario Medico Larousse, S.A.I.E., Torino.

Ugo Lezzi, Ersilia Bellocco, Davide Barreca, *Biochimica della nutrizione*, Zanichelli editore, Bologna 2013.

NOTA AUTOBIOGRAFICA

Ho cominciato a studiare alimentazione nel 1997 e, dopo avere conseguito il Master e il PhD of Arts in Human Behavior Naturopathy, me ne occupo professionalmente dal 2001, in qualità di naturopata esperta di bionutrizione.

Ho frequentato il corso di specializzazione in Bioterapia Nutrizionale® e dal 2001 al 2004 ho collaborato alle attività del Centro di Ricerche e Studi di Medicina Naturale Applicata di Roma "Vis Sanatrix Naturae".

Sono coautrice, insieme a Domenica Arcari Morini, del Manuale pratico di rimedi naturali: la prima edizione è stata pubblicata nel 2004, ed a questa hanno fatto seguito altre tre edizioni ampliate e aggiornate.

www.angelicaagosta.it
angelica.agosta@gmail.com

RINGRAZIAMENTI

Il mio immenso ed eterno grazie a Domenica Arcari Morini, per tutto quello che mi ha insegnato e per avermi trasmesso la passione per questa disciplina e la dedizione a questo lavoro.
E grazie di cuore a quanti hanno contribuito, in modo diverso, alla realizzazione di questo libro.